爱心帖

专家提示

心肌梗死有遗传倾向，直系亲属中如有人发生过心肌梗死，应给予高度重视。

病人在家里出现持续不能缓解的压榨样胸痛，并伴出冷汗，应尽快平卧休息，有条件者可立即给予吸氧，含服硝酸甘油，如果还不能缓解，应尽快送医院抢救。

平时应保持良好的生活方式、心情舒畅，维持正常的血压、血糖、血胆固醇（特别是低密度脂蛋白）、限盐、戒烟和规律运动是预防心肌梗死发生的主要手段。

认真学习、掌握心肌梗死有关基础医学知识，知己知彼，百战不殆。遵循医嘱，正确用药，积极配合医生，定能战胜疾病，挽救宝贵生命，并享受美好的人生。

《专家诊治心肌梗死》

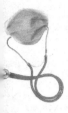

挂号费丛书 升级版

姓名		性别		年龄		就诊卡号	

专家诊治
心肌梗死

科别	心内科	日期		费别	

邱朝晖 主编

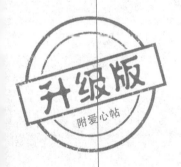

升级版
附爱心帖

药价	

上海科学技术文献出版社

图书在版编目（CIP）数据

专家诊治心肌梗死 / 邱朝晖主编 . —上海：上海科学技术文献出版社，2012.4
　ISBN 978-7-5439-5353-6

　Ⅰ.①专… Ⅱ.①邱… Ⅲ.①心肌梗塞—诊疗 Ⅳ.
①R542.2

　中国版本图书馆 CIP 数据核字（2012）036877 号

责任编辑：胡德仁
美术编辑：徐　利

专家诊治心肌梗死
邱朝晖　主编
＊
上海科学技术文献出版社出版发行
（上海市长乐路 746 号 邮政编码 200040）
全国新华书店经销
常熟市人民印刷厂印刷
＊

开本 850×1168　1/32　印张 6.375　字数 142 000
2012 年 4 月第 1 版　2018 年 1 月第 3 次印刷
ISBN 978 - 7 - 5439 - 5353 - 6
定价：15.00 元
http://www.sstlp.com

专家诊治心肌梗死

主编　邱朝晖

作者　史凯蕾　谈中茹
　　　李天奇　张　煜
　　　焦昌安　张　维菁
　　　张　亮　姚　菁
　　　郑治渊

随着人们物质文化生活水平的提高，一旦生了病，就不再满足于"看病拿药"了。病人希望了解自己的病是怎么得的？怎么诊断？怎么治疗？怎么预防？当然这也和疾病谱的变化有关。过去，患了大叶性肺炎，打几针青霉素，病就好了。患了夜盲症，吃些鱼肝油丸，也就没事了。至于怎么诊断、治疗，怎么预防，人们并不十分关心。因为病好了，没事了，事过境迁，还管它干嘛呢？可是现代的病不同了，许多的病需要长期治疗，有的甚至需要终生治疗。许多病不只需要打针服药，还需饮食治疗、心理调适。这样，人们自然就需要了解这些疾病的相关知识了。

到哪里去了解？当然应该问医生。可是医生太忙，有时一个上午要看四五十位病人，每看一位病人也就那么五六分钟，哪有时间去和病人充分交谈。病人有困惑而不解，自然对医疗服务不满意，甚至对医嘱的顺从性就差，事实上便影响了疗效。

病人及其家属有了解疾病如何防治的需求，而门诊的医生爱莫能助。这个矛盾如何解决？于是提倡普及医学科学知识，报刊、杂志、广播、电视都常有些介绍，对一般群众增加些防病、治病的知识，当然甚好，但对于患了某病的病人或病人的家属而言，就显得不够了，因为他们有很多很多的问题要问。把与某一疾病相关的知识汇集成册，是一个

总序

好主意,病人或家属一册在手,犹如请来了一位家庭医生,随时可以请教。

上海科学技术文献出版社有鉴于此,新出一套"挂号费丛书"。每册之售价约为市级医院普通门诊之挂号费,故以名之。"挂号费丛书"尽选常见病、多发病,聘请相关专家编写该病的来龙去脉、诊断、治疗、护理、预防……凡病人或家属可能之疑问,悉数详尽解述。每册10余万字,包括数百条目,或以问诊方式,一问一答,十分明确;或分章节段落,一事一叙一目了然。而且作者皆是各科专家,病人或家属所需了解之事他们自然十分清楚,所以选题撰稿,必定切合需要。而出版社方面则亦在字体、版式上努力,使之更能适应各阶层、各年龄之读者需要。

所谓珠联璧合,从内容到形式,"挂号费丛书"确有独到之处。我相信病人或家属读了必能释疑解惑,健康的人读了也必有助于防病强身。故在丛书即将出版之时,缀数语于卷首,或谓之序,其实即是叙述我对此丛书之认识,供读者参考而已。不过相信诸位读后,必谓我之所言不谬。

复旦大学附属中山医院内科学教授

上海市科普作家协会理事长

杨秉辉

总序

患了心肌梗死会有哪些症状

专家诊治 心肌梗死

ZHUANJIA ZHENZHI XINJIGENGSI

目录

患了心肌梗死需进行哪些项目诊断检查

心肌梗死病人应掌握哪些基础医学知识

医生对心肌梗死病人会进行哪些诊断治疗

目
录

经医生治疗后病人应怎样进行康复

挂号费丛书·升级版总书目

专家诊治

心肌梗死

ZHUANJIA ZHENZHI XINJIGENGSI

目

录

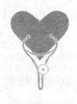

患了心肌梗死
会有
哪些症状

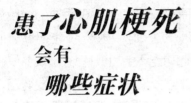

姓名 Name _____ 性别 Sex _____ 年龄 Age _____

住址 Address _____

电话 Tel _____

住院号 Hospitalization Number _____

X 线号 X-ray Number _____

CT 或 MRI 号 CT or MRI Number _____

药物过敏史 History of Drug Allergy _____

心肌梗死有哪些先兆症状

发生心肌梗死(简称心梗)前有些病人没有前驱症状,呈现突发性胸闷,胸痛症状。但有些病人会出现先兆症状,并且病人通常有心脏病史、血脂升高史,高血压病史,吸烟史、糖尿病史或慢性肺病。先兆症状主要表现为:突然加重的心绞痛发作;心绞痛的性质程度较以往加重,使用硝酸甘油不宜缓解;疼痛常伴有恶心,呕吐,大汗或明显的心跳过慢;心绞痛发作时出现胸闷气急,呼吸困难,不能平卧等心功能不全的表现,或原有心功能不全加重;有人出现头晕眼花或昏厥达 10 分钟。心肌梗死的先兆症状多在发病前一周出现,少数人提前数周,约 40% 病人发生于梗死前 1~2 天,因此上述症状一旦发生必须高度重视,尽快去医院就诊。不过,这些心肌梗死发作先兆也会被误解为其他疾病或没有受到充分治疗。

患了心肌梗死为何会出现
持续胸骨后压榨样疼痛

最典型的心肌梗死症状:胸骨后压榨样疼痛,尤其是持续不能缓解(大于 20 分钟还不能缓解)的疼痛是急性心肌梗死最常见的症状,胸痛发作时即使含服硝酸甘油也不能缓解。由于心脏位于整个胸腔的中间偏左侧的部位,所以急性心肌梗死时的胸痛最常见于胸骨后。急性心肌梗死时,由于冠状动脉壁中本来存在的斑块破裂,形成血栓,使冠状动脉突然出现血流中断,不能再为心肌细胞供血供氧,从而引起心肌缺氧导致胸痛症状发生。

患了心肌梗死为何
会出现左侧胸痛

　　当冠状动脉壁中的斑块突然破裂或者由于血管持续痉挛,使冠状动脉血流突然完全中断,并且持续一段时间,急性心肌梗死就发生了。这时,心肌细胞将得不到血流和氧气的供给,胸痛就会发生。除了前面所讲的胸骨后压榨样疼痛,急性心肌梗死时左侧胸痛的发生率也是比较高的。这是为什么呢? 让我们先简单了解一下心脏的解剖位置吧。

　　心脏有 4 个腔:左心房、左心室、右心房、右心室,好比家里的四间房间,相对独立,但各自有通路通向另一个腔,心室的体积和空间远远大于心房,心室的肌肉也比较厚实,其中左心室又明显大于右心室。右心房和右心室的一部分在胸腔的右边,左心房、左心室的全部和右心室的一部分在胸腔的右边。因此,就如前面我们已经说过的,人体的心脏在整个胸腔内处于中间偏左的位置,约 2/3 在身体正中线的左侧,1/3 在正中线的右侧。

　　根据上面说讲的心脏的结构特点,我们也就不难理解为什么心肌梗死的时候胸痛也可以发生于左侧了。

患了心肌梗死为何
会出现右侧胸痛

　　除了心脏的解剖位置,要对心肌梗死有个全面的认识我们还得了解冠状动脉的一些基本知识。心脏在人的一生中不停地跳动,工作量非常的大。同其他器官一样,心脏也需要动脉血为它提供充足的氧气和养料。为此,人体内就有了一套专门供应心脏本身营养的动脉系统，即冠状动脉；并有一套收集代谢产物的冠状静脉系统。

冠状动脉从主动脉根部的左、右两个主动脉窦分出两支较粗的动脉——左冠状动脉、右冠状动脉。左冠状动脉起自左侧主动脉窦，发出后 5~10 毫米分为两个主要分支，即左前降支和左回旋支，而这两个大分支又可分出第一、第二对角支、室间隔穿支、钝缘支等分支，分别分布于左、右心室前壁、侧壁、左心房和前室间隔 2/3 的部分，有些人也可分布于下壁。右侧冠状动脉分支较少且小，主要分布在左右心室后壁、室间隔后部和右心房，它的分支包括窦房结动脉、圆锥动脉、房室结动脉和后降支等。每个人左右冠状动脉的粗细并不一致，发出的分支也不完全相同，供给的范围也不完全相同。流过冠状动脉及其分支的动脉血为心提供了足够的养料和氧气，使它日夜不息地跳动着。

有了前面心脏解剖位置的基础，和冠状动脉血管分布的知识，就不难明白只有供给位于右侧一小部分心肌的血管出了问题，才有可能出现右侧胸痛。这也就是为什么心肌梗死右侧胸痛比较少见且发生时疼痛程度不如左侧厉害的原因了。

发生烧灼样痛是
患了心肌梗死吗

如果出现胸骨后烧灼样痛，好发于进餐后半小时左右，特别是饱餐后或者餐后马上躺在床上休息的情况下，同时伴有反酸、嗳气等症状，这种胸骨后疼痛往往不是心肌梗死的信号，更常见于食管返流症。因为同样位于胸骨后胸腔内的器官还有食管，一般胃镜可以有助于诊断，用硝酸甘油不能缓解症状,而质子泵抑制剂如奥美拉唑等治疗有效。

发生撕裂样痛是患了心肌梗死吗

如果没有什么原因下突然出现剧烈的、不能忍受的撕裂样痛,痛得死去活来,同时伴有血压升高,而血压降下来一些后疼痛又会缓解些,这种胸痛可能因为主动脉夹层所致,虽然不是心肌梗死,但同样危及生命,是一类与时间赛跑,时间就是生命的疾病。因此,但你或周围朋友出现这种症状时一定要及时送至医院,如果心电图没有异常,那么更需警惕主动脉夹层这个病死率极高的病了。这也是临床上需要和心肌梗死区别的一种胸痛。

胸痛需与哪些疾病相鉴别

持续不能缓解(大于 20 分钟还不能缓解)的胸痛是急性心肌梗死最常见的症状,通常出现在胸骨后或者左胸前区。心肌梗死时的胸痛往往是压榨样的,而那些撕裂样的、针刺样的、烧灼样的疼痛都不是心肌梗死时典型的胸痛,往往需要和其他胸部疾病或消化道疾病相鉴别。当胸口出现一直不能缓解的疼痛时,一定要注意了,因为你确实可能会是心肌梗死。当然,去看医生之前,你可以先作个预判,排除其他疾病引起的胸痛。

① 疼痛是否和呼吸有关? 如果和呼吸明显有关,你可以按压一下各根肋骨,要是有明显的压痛点,胸痛可能是肋软骨炎引起。如果伴随明显的咳嗽,甚至咳痰、发热等症状,那么可能会是肺部的疾病。

② 是什么性质的疼痛,石头压着的闷痛,还是烧灼样的痛? 如果是石头压着的痛,那么,心脏疾病特别是心肌梗死的可能就比较大了。如果是烧灼样的,还要考虑返流性食管炎的可能。

③ 疼痛的位置在哪里? 是在胸骨后面,在左边胸部,还是在右边或者甚至是腹部的疼痛? 心肌梗死的胸痛一般在胸骨后、左胸部比较多见,右胸比较罕见,偶尔有表现为腹部疼痛的病例。

④ 有没有"心跳"加快或者减慢的改变? 如果平时"心跳"很规则,胸痛后突然出现"心跳"减慢或明显加快,更需要警惕心肌梗死的可能,赶快去医院吧。

总之,以上的问题可以帮助你作一个预判,但最终还是需要及时去医院就诊,由心电图和心肌酶谱的结果来判断你是否患有急性心肌梗死。

发生胸闷是患了心肌梗死吗

有些病人在发生心肌梗死时并不出现剧烈的胸痛,而是表现为一种闷憋感,或者是那种像石头压着的感觉。和前面胸痛相似,如果休息、含服硝酸甘油,甚至什么都不处理,持续不到 20 分钟就可以完全缓解的话,那么可能是还处于冠心病心绞痛的阶段,可以不用太惊慌,去看心内科门诊就可以了;如果这种感觉持续不能缓解,特别是持续 20 分钟以上还不好,甚至更加厉害,或者伴随如出冷汗、晕厥等症状,那么就可能和心肌梗死有关了,这个时候你就需要去医院急诊了,让医生用他的专业技术和现代检查方法明确你是否患有心肌梗死。

当然,我们临床上见到相当一部分 50 岁左右的女性,反复发作持续时间较长的胸闷,自觉深吸气或者"叹大气"会舒服一些,而服用硝酸甘油却无效。细问病史,这类病人症状发作与活动无关,通常工作时、做家务时没有症状,而歇下来看电视、或者和家里人、同事、邻居发生争执,心情不佳时好发。这种胸闷则基本可以排除心肌梗死,做冠状动脉造影往往也是阴性的,临床上称其为"心脏神经症"。

哪些牙痛需提高警惕

急性心肌梗死病人中,大约有 1/3 并不出现胸痛症状,而体现在身体其他部位的疼痛,由于这些症状与"心脏"似乎沾不上边,常常会被误认为是其他疾病。比如有些病人仅仅出现牙痛的症状,心肌梗死时的牙痛定位是不明确的,没有一个固定的病牙位置,而是弥散性的疼痛。这种牙痛去医院看牙也找不出蛀牙,服用消炎药也不能解决问题。

那么,为什么心肌梗死时会表现为牙痛呢? 因为人体心脏上分布着广泛的神经,这些神经同人体各部位之间联系紧密。当心肌某个部位发生梗死时,会刺激相应部位的神经,把梗死信号反射到躯体不同部位,进而使这些部位出现疼痛,这就是"放射痛"。当前壁心肌梗死就可能会出现牙痛等症状。

因此,患有高血压、动脉硬化的老人在出现牙痛这种看似与表面情况不相符的症状时,应想到冠心病、心绞痛甚至心肌梗死的可能。特别是出现以下表现时一定要警惕心肌梗死。

① 牙痛剧烈,但无明显牙病。

② 牙痛部位不确切,往往数个牙齿都感到疼痛。

③ 伴大汗淋漓、面色苍白、极度虚弱、无力行动,有濒临死亡的感觉。

④ 心电图检查有心肌缺血改变，或显示梗死波形。

⑤ 服用一般止痛药疼痛不能缓解，按心绞痛或心肌梗死治疗后牙痛消失。

哪些咽痛需提高警惕

有些病人来看病的时候并没有胸口的不舒服，他们会告诉医生自己的喉咙有点痛，或者有种喉咙被卡住的感觉。其实，咽痛也是不典型的心肌梗死症状之一，而且心肌梗死时所表现的咽痛通常不伴有鼻塞、流涕等"感冒"症状，我们常用的"感冒药"也治不好这种咽痛。

咽痛的发生是因为急性心肌梗死时可以产生一些酸性代谢产物，刺激交感神经产生痛觉，痛觉向颈神经支配的部位放射，就可导致病人有咽部疼痛的感觉。

因此，突发的咽痛，特别是老年人，有高血压、糖尿病或者以前诊断为冠心病的病人，一定要考虑到急性心肌梗死的可能，及时做一个心电图就可以明确诊断的。

哪些肩背部疼痛和胳膊酸痛需提高警惕

由于冠状动脉供血不足，导致心肌急剧的、暂时缺血与缺氧，可引起一系列临床综合征。大部分的病人出现前胸压榨性疼痛感觉，主要位于胸骨后部，可放射至肩背部与左上肢。少数病人可仅有肩部、背部、胳膊等处的疼痛。

这是因为冠状动脉血管阻塞导致心肌缺血缺氧，造成酸性代谢产物，如乳酸、丙酮酸、磷酸等刺激心脏内自主神经的传入纤维末梢，经过胸1–5交感神经节和相应的脊髓段,传至大脑产生痛觉,这种痛觉反映在和自主神经进入水平相同的脊髓段的脊神经所分布的皮肤区域,而引起异位放射痛。对于伴有面色苍白、大汗等症状的肩背部疼痛病人,应高度警惕心肌梗死可能。而那些没有并发症的单纯异位放射痛病人,也需提防心肌梗死可能。心电图是价廉,又能明确诊断的检查。

哪些上腹痛需提高警惕

急性心肌梗死首发症状表现为上腹痛的病人并不在个别,由于其常被病人自认为"胃病"、"胆囊炎"、"肠炎"等疾病,故容易被病人和医生忽视。

急性心肌梗死时发生腹痛的主要原因是:a. 迷走神经的传入感受器几乎都位于心脏后下壁表面,当心肌缺血缺氧时刺激迷走神经,从而产生腹痛症状。b. 心肌缺血、坏死刺激心脏自主神经的传入神经末梢,而心脏与腹部的感觉纤维共同聚集于同一脊髓纤维束,经同一传导途径上传至丘脑和大脑皮层后,产生腹痛的错觉。c. 因心排血量降低,组织灌注不足,休克等所致胃肠供血不足及迷走反射,诱发或加重其原有腹部疾病引起腹痛。

因此,当你感觉腹部疼痛去医院看病时,如果医生让你检查心电图一定不要拒绝,特别是那些有心脏病基础和以往没有胆结石疾病基础的病人。因为你的拒绝可能会酿成一场大灾难。

哪些恶心、呕吐需提高警惕

恶心、呕吐现象多以伴随症状出现在急性心肌梗死过程中,易误诊为急性胃肠炎。有的伴反射性腹肌痉挛,出现局部压痛,因而常被误诊为急性胰腺炎、胆囊炎、胃痉挛等;有的因为胃肠供血不足出现肠麻痹误诊为肠梗阻。

心肌梗死时出现恶心、呕吐是由于缺血、损伤、坏死的心肌细胞释放某些物质刺激该区神经末梢感受器(受体),通过迷走神经与交感神经反射调节引起。恶心和呕吐发生的机制相同,只是呕吐中枢接受的刺激强调更大。另外,下壁心肌梗死时还可引起心包炎、肠系膜动脉供血不足、心率减慢或者血压降低等机制引起恶心呕吐症状。

总之,目前的研究认为心肌梗死出现恶心和呕吐的病人预后更差。

患了心肌梗死为何会发生低血压、出冷汗症状

出冷汗也是急性心肌梗死时常见的症状之一,常与其他症状伴随发生。这种出汗与平时怕热多汗是不一样的,触摸病人四肢和额头,这种汗水呈阴冷潮湿的感觉,而不是热汗。当病人有胸痛伴这样的冷汗,一定要警惕心肌梗死的可能,而且往往病情比较严重,要拨打 120 救护车入院,因为 120 的抢救系统能帮助你血压尽快回升,避免因时间耽搁所发生的意外。

下壁心肌梗死时,因恶心、呕吐,摄入不足引起绝对血容量不足,导致中心静脉压、每搏输出量及动脉血压下降,而右室心肌梗死时可因有效回心血量不足导致动脉血压下降,从而引起出冷汗等低血容量性休克表现。在前壁心肌梗死时,特别是大面积前壁心肌梗死,可因心肌坏死面积较大导致左心室收缩力显著下降,每搏输出量减少,动脉压降

低，从而发生出冷汗等伴随症状，且往往提示预后不良。

患了心肌梗死为何
会发生两便失禁

严重的心肌梗死出现心源性低血压，或者因快速/缓慢性心律失常导致严重脑供血不足时，可合并出现大小便失禁的情况。升高血压，解除心律失常后两便失禁情况可消失。

患了心肌梗死为何会
发生头昏、黑蒙症状

头脑发昏，有点晕乎乎的感觉，甚至感到眼前阵阵发黑，要跌倒等感觉被称为头昏、黑蒙。

头昏、黑蒙症状好发于下壁和右室心肌梗死的病人。一方面，由于下壁心肌梗死往往合并缓慢性心律失常，也就是平时俗称的"心跳太慢"，这样一来，虽然每一搏搏出的血量并没有减少，但心脏每分钟射出的血比平常明显减少，供给大脑的血也就显著减少了，这是就会出现头昏、黑蒙症状。另一方面，如前所述，右室心肌梗死时有效回心血量减少，心脏每搏射出的血就减少了，加起来每分搏出的血量也减少了，同样的，供给大脑的血也少了，头昏、黑蒙症状也随之而来了。此外，前壁心肌梗死时，可以出现快速性心律失常，如室速，由于心率过快，导致心室不能充分舒张、充盈，每搏输出量不足，每分输出量也不足，同样会引起头昏、黑蒙症状。

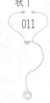

患了心肌梗死为何会出现肢体无力、轻瘫或意识迟钝

肢体无力、轻瘫甚至意识迟钝,见于伴有脑动脉硬化的老年病人。当急性心肌梗死发生后,由于心脏排血量降低,影响脑组织供血,有的病人就继发了脑血栓形成,就可以出现肢体无力、轻瘫或意识迟钝。

患了心肌梗死为何会出现意识不清或丧失

急性心肌梗死后出现意识丧失往往提示预后不良。追其原因有很多:a. 急性心肌梗死时疼痛剧烈,不能忍受可以引起短暂意识丧失。b. 大面积心肌梗死后,心脏供血不足,不能维持有效收缩压,导致脑供血不足,可以引起意识不清。c. 心肌梗死后快速性心律失常导致血流动力学不稳定,每分输出量不足,脑供血不足。d. 心肌梗死后过慢的心率同样不能保证足够的每分输出量,影响了脑组织的供血,病人会出现意识不清。e. 胸痛伴大汗淋漓,引起有效循环血量不足,回心血量减少,心脏泵出的血减少,也可以引起脑供血不足,意识丧失。

患了心肌梗死为何会出现发热

心肌梗死后的发热,是由于坏死物质吸收所引起,一般在疼痛发生后 24~48 小时出现,程度与梗死范围常呈正相关,体温一般在 38℃ 上下,很少超过 39℃,可以持续 1 周左右。心肌梗死后的发热一般不需要抗生素治疗,有自限性,待坏死物质吸收后可以自愈。当然,急性心肌梗死后如果合并呼吸道感染,则另当别论。

呼吸急促为何需提高警惕

有的病人发病时胸痛并不是很明显,来医院是因为自己觉得"气不够用",即使躺在床上不动,也觉得气透不过来,这也可能是心肌梗死的信号。因为心肌梗死后,特别是大面积的心肌梗死,一大片心肌坏死不能正常工作,心脏本来的收缩功能就受到了破坏,血不能正常回流和泵出,左心房的肺静脉压力会增大,肺毛细血管血流增多,影响到肺泡,导致肺淤血水肿,吸入的氧气不能通过肺进行正常的交换,只能加快呼吸频率来求得氧气的交换,这样就表现为呼吸急促。

当然,胸痛合并呼吸急促还有另外一种严重的疾病:肺栓塞。这类疾病是因为肺动脉血栓形成所致,一般心电图没有典型的 ST 段抬高,心肌酶也不会明显升高。但肺栓塞的预后同样非常糟糕,必须及时诊治。

活动后气促为何需提高警惕

有些心肌梗死的病人在急性发作的时候并没有出现胸痛症状,或者胸痛不严重,所以没有在意。随后的日子里,病人感觉活动耐量降低,平时可以一口气上 4 楼,现在走到 3 楼就感觉气不够用,要停下来休息了;更严重者平地走走都感到气不够用,走上 10 多步就"呼哧呼哧"了。如果这种现象出现得比较突然,你要注意自己的心脏是不是出了问题,有可能最近发生了急性心肌梗死。

心肌梗死后，一部分心肌细胞坏死，心脏丧失了部分收缩功能，射血能力减弱，部分血液不能泵出去，左心房的肺静脉压力会增大，肺毛细血管血流增多，影响到肺泡，导致肺淤血，从而引起气促症状。当然，也不是每个心肌梗死的病人都会出现这样的症状。现代医学的进步，急诊介入治疗的发展，使许多大面积心肌梗死的病人得到了及时的救治，这种心肌梗死后心衰所致的气促症状较以往减少了很多。

所以，一旦有心肌梗死的蛛丝马迹，就尽早就诊，得到规范治疗。这里要特别提醒那些年轻的心肌梗死病人，因为年轻，所以心肌梗死后心脏有一定的代偿功能，一开始并不表现出很明显的活动耐量减少，不少人尤其是男性病人往往一点都不注意，还以为自己和正常人一样，照样熬夜、抽烟、喝酒，殊不知这样生活不久心脏就一点点变大，等到出现活动后气急等症状再想起要保护心脏为时已晚，常常追悔莫及。

哪些咳嗽需提高警惕

心肌梗死后出现咳嗽最初多表现为频繁干咳，活动及劳累时尤甚，有些人则表现为夜间咳嗽，特别是平睡下去后就咳嗽，坐起来就好转，常常需要 2 个以上枕头，甚至坐着才能睡个安稳觉。出现这种情况时千万不要以为自己仅仅是"感冒"或者"气管炎"，也不去医院看病，自己吃几粒"抗生素"以为可以自己好转，而错过了治疗的最佳时机。

干咳发生的机制和活动后气促相似，同样是由于心肌细胞坏死，心脏收缩功能下降，射血能力减弱，引起肺淤血所致。这种情况多发生于前壁心肌梗死，尤其是前降支近段闭塞所致广泛前壁心肌梗死的病人。

发生粉红色泡沫痰、咯血为何需提高警惕

如果心肌梗死范围很大,尤其在前壁心肌梗死时,就可能咳粉红色泡沫痰,这种粉红色泡沫痰有别于痰中带血,不是痰液中带有血丝,严重的可能会出现咯血等急性左心衰症状。粉红色泡沫痰的出现与肺淤血水肿时血细胞及水分渗出到肺泡内有关,而咯血可能与肺毛细血管血流增加,压力增大导致破裂有关。

出现咳粉红色泡沫痰的心肌梗死病人病情一般都比较重,需要及时药物治疗,甚至应用呼吸机辅助通气治疗,绝不可以在家延误病情,一定要马上到医院就诊,因为一旦病情进一步加重将会一发不可收拾,可能直接导致死亡。

患了心肌梗死夜间不能平卧怎么办

心肌梗死后,即使及时给予溶栓或急诊植入支架,仍然有部分病人会出现心功能不全的表现,主要好发于前壁心肌梗死病人。本来心肌梗死后心脏收缩功能减弱,射血能力下降,血就会泵不出去。当夜间平卧位时,下肢血管的血流大量回到心脏,加重了心脏的负担,使原本就受损的心脏雪上加霜,肺淤血症状加重,病人就会出现平卧位气促、咳嗽、不能平卧,有的在夜间突然被憋醒,呼吸短促,被迫坐起后症状才逐渐缓解。因此,有些病人喜欢睡2个以上的枕头,感觉这样"气"才够用。

当出现这种情况时,在家自行处理通常是解决不了的,

需要到医院应用药物才能得以缓解。在救护车到家之前，可以让病人坐在床边，双下肢荡在床沿下，如果还是有不能缓解的气促，特别是伴有咳粉红色泡沫痰现象，可找一根粗的橡皮筋，在一条小腿中部扎住，让血流积在下肢小腿部，减少回心血量，减轻心脏的负荷。为什么只扎一条小腿？因为长时间结扎影响血液循环，会导致下肢坏死，而放松后回心血量增加会加重心衰。所以，选择一次结扎一条小腿，轮流结扎。

患了心肌梗死为何会心率增快

急性心肌梗死，特别是前壁心肌梗死的时候会导致各种快速性心律失常，包括窦性心动过速，快速性室上性心动过速和室性心动过速。原因包括：

① 缺血坏死组织引起心房、心室肌内受体或交感神经活动增强，增加循环血液中儿茶酚胺浓度和心脏内神经末梢局部释放的儿茶酚胺量，缺血心肌可能对去甲肾上腺素的致心律失常作用呈过激反应。心脏的交感神经刺激可增加浦肯野氏纤维的自律性，诱发快速性心律失常。

② 急性心肌梗死并发左心衰竭，儿茶酚胺水平明显增高，对心肌有直接的损害作用，引起心律失常。

③ 精神心理应激可诱发病人焦虑情绪，疼痛也可使支配心肌的交感神经兴奋性增高，去甲肾上腺素大量释放，儿茶酚胺水平非均匀性增高，可导致缺血心肌生物电不稳定性，引起致命性心律失常。病人大汗和摄入不足，导致血容量不足，可以引起窦性心动过速。

④ 电解质紊乱，如低钾血症、低镁血症、酸中毒会提高血

液中游离脂肪酸的浓度,产生氧自由基,引起快速性心律失常。

⑤ 急性心肌梗死早期自发性血管再通(冠状动脉痉挛缓解、血栓自溶或者早期溶栓和介入治疗,也可导致再灌注心律失常。

⑥ 急性心肌梗死后出现酸碱平衡异常、低氧血症等也可引起快速性心律失常。

⑦ 合并心包炎、肺栓塞、肺部感染等其他感染疾病也可导致心率加快,引起心动过速。

患了心肌梗死为何会心律不齐

75%~95%的心肌梗死病人会感觉自己的"心跳"不规则。自己搭脉搏会觉得心脏"跳跳停停",或者压根一点规则都没有,有时快有时慢。这种现象多发生在起病1~2周内,以24小时内最多见,可伴乏力、头晕、昏厥等症状。

心律不齐以室性过早搏动最为常见,若室性过早搏动频发(5次/分以上),成对出现或呈短阵室性心动过速,多源性或落在前一心搏的易损期(RonT)时,通常称为恶性期前收缩(早搏),常预示即将发生室性心动过速或心室颤动,这种早搏是必须用药物治疗的。加速性室性自主心律也时有发生,这种心律失常自己搭脉搏是感觉不到异常的,但是可能会出现头昏等症状,因为它虽然规则,但仍然不是正常的心脏收缩舒张工作过程,所以供血是不足的。如果仅仅是比较少见的室性期前收缩,而且不是前文所述的恶性期前收缩,可以先不要抗心律失常的药物治疗,待心电监护或24小时动态心电图明确后再制订治疗方案也不迟。

室上性期前收缩(早搏)(房性早搏或交界性早搏)则

较少见,大多发生在心力衰竭者中,如果发作不频繁,也没有明显的症状,不用太着急,可以暂不用药物治疗。

患了心肌梗死为何会心动过缓

缓慢性心律失常包括窦性心动过缓、窦性静止;以及各种程度的窦房传导阻滞和房室传导阻滞,严重者可为完全性房室传导阻滞,这时心跳会很慢。心动过缓有时表现为规则的缓慢心律,频率可能只有 30~40 次/分,这种情况可能是窦性心动过缓,也可能已经是三度窦房传导阻滞或房室传导阻滞;有时心动过缓不那么规则,搭搭脉搏可能一阵是比较整齐规则的速度,然后突然停止一段时间,停止时间短病人可能没有任何症状,时间长了病人会出现眼睛发黑、甚至意识丧失、四肢抽搐等症状,这往往是窦性静止的表现,一定要赶快到医院就诊,在心电监护下观察"心跳"情况,必要时立即安装起搏器。束支传导阻滞也是心肌梗死后比较多见的心律失常,在前壁心肌梗死时会出现新发左束支传导阻滞。如果平时心电图正常,突然发现检查心电图呈左束支传导阻滞,要细细回想近期有无胸痛等表现,可能你已经发生心肌梗死了。下壁心肌梗死易发生房室传导阻滞;前壁心肌梗死若发生房室传导阻滞时,说明梗死范围广泛,且常伴有休克或心力衰竭,故情况严重,预后较差。

心肌梗死病人出现意识丧失、四肢抽搐怎么办

前面我们已经讲过,心肌梗死的时候会出现室性心律

失常。那些快速性的室性心律失常，如室性心动过速，多源性或落在前一心搏易损期（R on T）时，可能会导致心室颤动，病人可能马上会出现抽搐、意识丧失，这个时候如果有人在边上一定要马上给予胸外按压，同时呼叫120，抢救及时可能还有存活的希望，如果抢救不及时，病人继而会出现呼吸、心跳停止。另一方面，由于堵塞血管位于最起始的部分，心肌梗死范围太广，即使其他尚存活的心肌拼命收缩，也不能维持机体正常的需要，还没来得及送医院，一小段时间后这些残存的心肌终于不再能"工作"，心脏也就"跳"不动了，病人心跳、呼吸停止，临床死亡。心肌梗死后的这种突然的死亡称为"猝死"。

这里简单地向大家介绍一下胸外按压的步骤。把病人放平，在木板床上或平地上，最好不要在席梦思床上（这个太软），然后在胸骨中下段、两侧乳头连线的中点的位置，把自己左手的掌根对上，右手平行压在左手背上，然后以100次/分的频率用力向下按压，每次压5厘米以上，记住掌根不要离开胸骨。如果边上有人，可以同时给与人工呼吸，人工呼吸和胸外按压的比例为30∶2，人工呼吸的时候要尽量把脖子后仰，把鼻子捏住。记住：抢救是先考虑胸外按压！

心肌梗死病人为何会出现水肿

前壁心肌梗死后，位于左心室前壁的心肌细胞坏死，心脏丧失了部分收缩功能，射血能力减弱，左心室的部分血液不能泵出去，左心房压力增高，引起肺淤血，导致咳嗽、不能平卧，活动后气促等症状。时间长了，还会进一步影响右心室、右心房，导致下肢、肝脏静脉系统中的血液不能正常回到右心系统,即出现右心功能不全的症状,就会引起下肢水肿症状。而下壁或者右心室心肌梗死时,直接影响了右心功能,出现右心功能不全会更早,下肢水肿也会发生在心肌梗死后比较早期的时候。当然,心肌梗死后病人不思茶饭,消耗又大,营养跟不上,引起血中蛋白偏低,也是导致水肿的一个重要原因。

与肾脏病不同的是,心性水肿多从人体的足踝、小腿等下垂部位开始,而肾性水肿常常首先出现在面部。发现下肢水肿后,如果处理不及时,水肿可能会逐渐向上蔓延到大腿、会阴、腰骶,甚至全身水肿。心源性的水肿一般是凹陷性的,就是一按会有一个"瘪溏"的,按压时注意在踝部或者在小腿胫骨内侧。心源性水肿经过一段时间积极利尿治疗,并且随着病情的好转,心功能的改善会逐渐消失。

心肌梗死病人胃口不好怎么办

急性心肌梗死过了几天后,病人有时会出现胃纳减退,甚至吃什么吐什么的状况。这是为什么呢? 有些病人会说我是心脏有病,胃没有病啊,是不是药物治疗的不良反应啊。其实不然,胃口不好和前述的下肢水肿是一个机制,当肝脏静脉血流不能回到右心系统,就会导致肝淤血,影响食欲。另一方面,还会有部分血液积聚在胃肠道的静脉系统,引起胃肠道淤血,从而导致食欲不佳,甚至不思进食。一般来说,下肢水肿要先于胃纳减退出现。

出现这种情况是需要药物治疗的,利尿剂往往有效。当然还是建议去医院就诊,在医生的指导下用药。因为利尿剂虽好,应用不当可以导致电解质紊乱,会酿成不可收拾的后果。

心肌梗死病人发生
尿量减少怎么办

不同部位心肌梗死后出现的尿量减少情况是不同的。急性下壁或右心室心肌梗死的时候，往往因为血压太低，肾脏供血不足，导致尿量减少，一昼夜不足400毫升称为少尿，需要及时处理，扩容是比较有效的方法，而升压需根据病情决定。而前壁心肌梗死诱发心力衰竭的病人由于心排血量降低，体循环淤血，有效循环血量减少，肾血流不足，而导致24小时总尿量减少，夜尿相对增多。前壁心肌梗死病人出现尿量减少往往也提示预后不良。

当然，在心脏疾病尤其是心肌梗死时，临床医生判断尿量减少并不简单根据小便量的多少，还要综合考虑你进液量的多少。比如你一天喝两热水瓶水，即使每天小便量1 000毫升，仍认为尿量减少，出入液量不平衡，需要加强药物治疗。如果你一天喝不了一杯水，补液也不足1 000毫升，那么，每天1 000毫升小便基本认为出入液是平衡的，因为出汗、正常呼吸还会丢失一部分水。

为什么有些心肌梗死
病人没有任何症状

在临床心电图检查工作中，我们常常见到一些老年人的心电图中出现异常Q波（陈旧性心肌梗死的表现），询问其病史，病人否认身体有异常不适的感觉。为什么会出现这样的情形呢？这就是我们常说的无痛性心肌梗死后遗留的表现。

有的急性心肌梗死病人,在整个病程中无胸痛发作或其他症状,称为无痛性心肌梗死。他们事后体检做心电图时才知道曾经患过急性心肌梗死。无痛性心肌梗死的原因主要见于下列情况:

① 心肌梗死范围小、持续时间短、缺血程度轻、致痛物质释放较少、未达到痛阈。

② 心肌梗死发生的部位不同,对疼痛敏感不一样,如病变在右冠状动脉,则对疼痛不甚敏感;有的是正后壁心肌梗死,也可能不出现疼痛;有的发生心内膜下心肌损害,时常也无疼痛感觉。

③ 个体差异对疼痛敏感不一样:如有的老年人对疼痛敏感性差,主要是全身各器官系统退化老化,感觉迟钝,对疼痛敏感性降低;有的是脑萎缩或患有老年性痴呆,智力和记忆力下降,语言表达能力差,说不出明确的不适,掩盖了病情。

④ 痛阈升高,随着年龄的升高合并糖尿病,某些药物的应用等可造成痛阈的升高。由于糖尿病引起的冠状动脉病变往往累及多级血管,可从冠状动脉主干直到微小动脉,而一般冠心病的病变主要在冠状动脉主干或大的分支,较少累及小动脉或微动脉。因糖尿病引起的冠状动脉病变的范围广,导致心肌缺血、损伤和坏死的程度较一般病人严重得多,加上糖尿病病人常有周围神经病变、自主神经功能受损、感觉神经受累,尤其是交感神经痛觉纤维的病变,使痛觉冲动传入受阻,这样便会使痛觉变得迟钝甚至没有痛觉。

⑤ 心绞痛报警系统缺损:心脏有丰富的神经末梢,弥散性冠状动脉疾病可使这些感觉神经末梢破坏或改变了它们对致痛物质的敏感性。冠状动脉多支病变发生无痛性心肌梗死的概率较高。

即使没有症状,如果心电图出现明显异常,还是应该做进一步检查的。

心肌梗死有哪些前驱症状

急性心肌梗死约 1/3 的病人突然发病并无先兆症状。约 2/3 的病人发病前有前驱期症状,其中有一半原来没有心绞痛病史,突然出现心绞痛;另一半原有心绞痛病史,突然发作频繁和(或)程度明显加重,轻度活动可诱发或在休息时发作。但是,心电图和血清心肌酶谱检查没有急性心肌梗死的征象。前驱症状多发生在发病前 1 星期内,占 60% 以上;发病前 1~3 星期内占 30% 左右,出现在发病前 3 周以上的很少见。最常见的前驱症状为胸骨后或心前区疼痛;其次,是上腹部疼痛;少见的有胸闷憋气、左颈部或左上肢发麻、头晕、心慌等。有前驱期症状的病人,约 1/3 在症状出现之前有体力负荷过重、运动过多、精神紧张、情绪激动等因素。在发生急性心肌梗死之前,这些症状属于不稳定型心绞痛,如果及时治疗,并不一定会发展成为心肌梗死。

心肌梗死发生何段时间

对冠心病病人进行心电监护和动态心电图监测发现,凌晨 6 时至午间 12 时,这段时间发生心肌缺血的比例明显高于其他时间。而对临床上所收治的急性心肌梗死病人分析显示,急性心肌梗死和冠心病猝死在这个时间段内发生比例最高。冠状动脉造影发现,冠状动脉张力凌晨比下午高,易引起血管收缩,心肌供血量明显减少。临床醒来后,由于交感神经活动增加,对体力、脑力或吸烟的应激性反应增高,心肌耗氧量增加,减少心肌供血量,造成心肌供需间不平衡,易使一过性心肌缺血反复发作。在上午斑块破裂多趋向形成堵塞性血栓,而在其他时间可能更多发展为亚临床型附壁血栓。

因此,凌晨和上午是心肌梗死高发时段,且病情也比较危重。

患了心肌梗死

需进行

哪些项目诊断检查

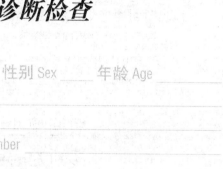

姓名 Name _____ 性别 Sex ____ 年龄 Age _____

住址 Address _____

电话 Tel _____

住院号 Hospitalization Number _____

X 线号 X-ray Number _____

CT 或 MRI 号 CT or MRI Number _____

药物过敏史 History of Drug Allergy _____

诊断心肌梗死有哪些新进展

心血管领域的所有进展都有赖于世界科学技术的总体发展水平的进步。随着新的影像学技术和新的血清标志物检测手段的开发和利用,都使近几年冠心病乃至急性心肌梗死的诊断措施比过去更加准确和迅速,同时也使人们对心肌梗死的发病机制、病理生理过程、治疗时机等多方面的认识更为深入。

近几年心肌梗死的最新进展主要表现有,心肌酶同工酶和肌钙蛋白成为了最有价值的判断心肌损伤/坏死的指标,以前经常检测的乳酸脱氢酶、天冬氨酸转移酶等指标被认为已经不再具有诊断价值,退出了历史舞台。此外,心超、CT、放射性核素等检查技术的迅速发展,也使它们在心肌梗死的诊断中占有了一席之地。

根据哪些标准可诊断为心肌梗死

我国在 2001 年 12 月公布了中国急性心肌梗死诊断和治疗指南,所用的心肌梗死诊断标准仍然使用的是 1979 年世界卫生组织的诊断标准,即:

① 缺血性胸痛的临床症状。

② 心电图的动态演变。

③ 反映心肌坏死的血清心肌标记物浓度的动态改变。

至少具备上述 3 条标准中的两条就可以诊断心肌梗死。

随着近年来科学技术的迅速发展,2007 年欧洲心脏病学会和美国心脏病学会提出了新的心肌梗死诊断标准如下:

满足下列任何一项标准均可诊断为心肌梗死：

心脏生化标志物（肌钙蛋白最佳）水平升高超过参考值上限（URL）99 百分位值，同时至少伴有下述心肌缺血证据之一：

① 胸闷胸痛等缺血的症状。

② 心电图（ECG）提示有新出现的缺血性改变，包括新出现的 ST-T 改变或新出现的左束支传导阻滞（LBBB）。

③ ECG 提示新形成的病理性 Q 波。

④ 影像学证据提示新出现了存活心肌丧失或者新出现了局部室壁运动异常。

什么叫心绞痛

虽然现在有很多指标可以准确地判断心肌缺血或心肌坏死，但是典型的心绞痛表现仍然是诊断冠心病的最重要临床症状。

心绞痛不一定表现为疼痛，也不一定位于心前区，而通常是一种胸前的不适感，即大多数"心绞痛"病人是以"胸闷"为主要表现的。这种不适的累及范围比较弥散，一般并不是局限在一个点上面，也不能准确定位。有些病人心绞痛的中心部位位于胸骨后。病人所描述的心绞痛发生的部位变化会很大，可以包括胸部、腹部、上肢、牙齿和鼻部等多个部位的不舒服。

典型的心绞痛在发作的时候，会有胸前受挤压的感觉，许多病人描述为"透不出气"，而不是"气急"即呼吸频率和幅度的增加。但是心绞痛的发作可以出现呼吸困难、出汗、恶心、呕吐或晕厥等伴随的症状。

典型的心绞痛可以在体力活动（比如步行一段距离、顶风骑车或爬几层楼梯后)中发作,在停止体力活动后几分钟即可中止。有些病人可以在情绪波动或者洗热水澡的时候发生,有些病情严重的病人在休息时都可以发作心绞痛。典型的心绞痛在发作后,如果舌下含服硝酸甘油,症状可以在几分钟内迅速缓解。

哪些非心脏原因
会引起胸痛

胸痛在急诊室是病人求医的常见原因,按病因可以分为心源性胸痛和非心源性胸痛。非心源性胸痛的病因非常复杂,包括血管疾病、呼吸系统疾病、消化系统疾病、肌肉骨骼系统疾病和神经系统疾病等。胸痛的严重程度不一定和病情的严重程度成正比,对于病人和医生来说都必须要重视这一点。

发作胸痛严重的血管疾病,主要包括夹层主动脉瘤和急性肺栓塞,这两种疾病发病都很凶险,有较高的病死率。夹层主动脉瘤的典型表现是突发撕裂样的剧痛,根据夹层撕裂的方向和范围不同,疼痛可以向胸部、腹部、背部、腰部、肩胛区、下肢等区域扩展。病人可以出现休克的表现,但是血压不一定有明显的降低。有时候夹层撕裂累及冠状动脉开口,可以引起类似于心肌梗死的症状和心电图表现,这时候非常容易误诊。及早地鉴别出高度怀疑是夹层主动脉瘤的病人,做增强 CT 扫描或主动脉磁共振成像(MRI)可以帮助明确诊断。

典型的急性肺栓塞有突发的呼吸困难、胸痛、咯血三联症。如果栓塞发生在比较大的肺动脉分支,可以引起大范围的肺梗死,病人可以表现为很难纠正的呼吸困难和低氧血症,可以看到手脚发紫,甚至出现血压下降、休克乃至晕厥、猝死。有血液处于高凝状态、下肢静脉曲张病史、骨科手术后等危险因素的病人比一般人更容易发生肺栓塞。抽血查D二聚体是排除急性肺栓塞诊断的重要检查。肺血管CT检查和MRA对于肺栓塞有很高的诊断价值。

在引起非心源性胸痛的消化系统疾病中,返流性食管炎是最常见。病人的胸痛主要表现为具有烧灼感,有时可以向颈部和上肢放射,这时候就非常类似于心绞痛的表现。病人发作这种胸痛时往往和运动没有明确的关系,而和身体位置有关,例如在仰面平卧、俯面趴卧或者弯腰时加重,这是和心绞痛表现不同的地方。对于这些病人应用硝酸酯类药物治疗往往效果不好。进行胃镜检查可以明确诊断。

其他一些消化道疾病,比如食管裂孔疝、食管憩室、食管癌、消化性溃疡等都可以引起胸痛,但是经常都和进食有一定的先后次序关系,可以伴有反酸、嗳气、吞咽困难等消化道的症状。进行胃镜和消化道钡餐等检查有助于明确诊断。

胆囊炎、胆石症等胆道疾病发作时,会通过脊髓同节神经反射对冠状动脉的收缩产生影响,诱发类似于心绞痛的表现,胆囊壁的牵张甚至可以引起心律失常或者心电图上的一些ST-T异常。在这种情况下需要详细了解病人既往的病史,并需要医生进行仔细的体格检查,并借助腹部超声、CT等检查才能明确诊断。

呼吸系统疾病引起的胸痛常常伴有咳嗽、呼吸困难等伴随症状,胸痛的严重程度可以随着呼吸动作的强弱增强或减弱。气胸是引起胸痛的呼吸系统疾病中一种比较严重的类型,可以出现呼吸困难、手脚发紫,严重情况下可以引起血压下降、休克,甚至死亡。如果病人伴有发热,而深呼吸时胸部的疼痛明显加重,可能是胸膜炎。这些引起胸痛的气胸、胸膜炎、肺部感染、胸部肿瘤等疾病,做胸片或肺 CT 检查可以帮助诊断,而心电图检查往往没有特异性的 ST-T 变化,或者没有明显的动态演变。

引起胸痛的胸壁疾病主要有带状疱疹和非特异性软骨炎。带状疱疹的疼痛常呈刀割样或烧灼样,沿肋间神经分布,局部可以发出皮疹。有时候带状疱疹可以发生在心前区的位置,或者在出皮疹前就有局部皮肤的感觉异常甚至疼痛,这时候会被误以为是心绞痛。需要随访心电图才能帮助诊断。非特异性肋软骨炎主要发生在第 2、3、4 肋骨,病变处可以有压痛,局部外敷药物或者口服解热镇痛药可以改善症状。

精神因素所导致胸痛时,病人常伴有恐惧、焦虑、抑郁等精神障碍或心理问题,可以表现为疼痛位置、部位、性质和严重程度的多样化表现,做多种检查都不能发现器质性的疾病。但是应该注意到的是,有些患有器质性疾病的病人,也可以表现出一些精神或心理上的问题。因此,一定要排除病人确实没有罹患严重的器质性疾病,才能做出精神因素所致胸痛或者神经官能症的诊断。

哪些心绞痛需考虑为急性心肌梗死

在一般情况下,发作心绞痛的持续时间仅仅为几分钟,在病人停止运动或口服药物后不久症状就可以中止。如果心绞痛的发作持续时间超过了 20 分钟,而且含服硝酸酯类药物(硝酸甘油、硝酸异山梨酯等)症状仍然不能缓解,就要高度警惕是否发生了急性心肌梗死。

发生急性心肌梗死时，心绞痛的症状要比既往发作时的程度大大加重，持续时间也会明显延长，胸闷或胸痛的性质有时也会发生改变，可以使病人产生一种濒死的感觉。

当然如果病人出现了上述的临床表现，也不是就一定发生了急性心肌梗死。但是病人应该牢牢记住上述症状的各种特点，一旦发生，应该马上到医院就治，请医生帮助鉴别诊断。

发生心绞痛就是患了冠心病吗

心绞痛是冠心病病人最常见的临床表现，但是也有其他一些疾病可以引起心绞痛的症状。也就是说并非所有发生心绞痛的病人都可以诊断为冠心病。

任何引起心肌缺血的疾病都可以引起心绞痛的症状，而这些疾病未必都是由冠状动脉的病变引起的。比如在严重主动脉瓣狭窄的病人，由于通过主动脉瓣的血流不足，就减少了通过冠状动脉的血流，从而会导致心肌组织缺血，发生心绞痛。又如肥厚型梗阻性心肌病，由于左心室流出道梗阻，使心脏泵出的血流量减少，同样可以减少冠状动脉血流而引起心绞痛。另外，一些冠状动脉疾病，如冠状动脉炎和冠状动脉畸形等，也可引起心绞痛，但因为不是冠状动脉粥样硬化引起的疾病，所以不属于冠心病定义的范畴。

怎样的心电图说明发生了急性心肌梗死

心电图从诞生到现在已经超过了 100 年。虽然现在有很多实验室检查指标能够更为精确地判断病人是否存在心肌缺血或者心肌梗死,使得心电图在心肌梗死中的诊断地位比以前有所下降,但是心电图作为一种最廉价和最迅速的诊断技术,仍然在心肌梗死的诊断标准中具有重要的地位。

急性心肌梗死的心电图主要表现如下:

ST 抬高:

新出现的相邻两个导联的从 J 点开始的 ST 段抬高

V2 -V3 导联在男性大于等于 0.2 毫伏,女性大于等于 0.15 毫伏

或其他导联大于等于 0.1 毫伏

ST 压低以及 T 波改变:

两个相邻导联新出现的 ST 水平或下斜型压低大于等于 0.05 毫伏

或在两个相邻导联 T 波倒置大于等于 0.1 毫伏,伴有 QRS 波呈 Rs 型或 R/S 大于 1。

当病人发生急性心肌梗死时,在 PR 段、QRS 波、ST 段和 T 波的心电图表现都有可能会出现异常。如果病人的心电图上出现了对称的高尖 T 波,而又同时伴有典型的缺血性胸痛症状时,那就要高度怀疑这种 T 波的改变可能是急性心肌梗死的"超急性期"的标志。如果继续随访心电图一段时间之后,可能会逐渐观察到 ST 段的抬高。在病人出现 ST 抬高的心电图导联,经常可以看到高而宽的 R 波,它和高尖的 T 波都提示病人在缺血的心肌组织存在有心脏传导阻滞。

虽然心肌梗死的诊断标准规定,需要在心电图上观察到两个以上导联的 ST 段抬高或压低,才能诊断心肌梗死。但是如果只观察到病人心电图上单个导联出现了 ST-T 改变,也不能排除发生了心肌梗死,必须结合病人的症状和其

他一些实验室指标来一起做出判断。

怎样判断束支传导阻滞
病人发生了急性心肌梗死

原来就存在有束支传导阻滞的病人,他们原有的心电图特征可能会掩盖或者干扰急性心肌缺血产生的心电图变化。

对于左束支传导阻滞的病人,如果怀疑发生了急性心肌梗死,只能把病人以前的心电图和现在的心电图图形进行比较,观察心电图是否存在动态的演变情况,才能判断有没有发生心肌缺血或梗死。但是如果心电图图形尤其是 ST-T 的动态演变不明显,也不能完全排除病人没有发生急性心肌梗死。这时候需要结合临床表现,并测定血中的心肌标志物来综合判断心肌梗死的诊断是否成立。

而对于右束支传导阻滞的病人,他们的心电图上经常可以看到 V1－V3 导联的所谓"继发性 ST-T 改变",这种改变是由于束支传导组织引起的,并不说明一定存在心肌缺血。但是如果看到这些导联的 ST 段发生了抬高,或者出现了 Q 波,那就提示发生心肌缺血或心肌梗死的可能性变得很大。

急性心肌梗死为何
短时间内难以诊断

急性心肌梗死病人的心电图变化是一个动态演变的过程,大概会经历 T 波高尖－ST 段抬高－Q 波形成－ST 段下降－T波倒置等几个阶段。由于各个急性心肌梗死病人的具体病情和接受的治疗措施不同,这些阶段持续的时间在病人之间也会各不相同,可以是几分钟、几小时到几天,也可以长达几个星期到几个月。

随着心肌梗死治疗方法的进展，许多急性心肌梗死的病人都可以在医院得到及时而积极的治疗。由于病情严重程度不同、所接受到的治疗措施的具体方案不同、治疗的时间窗存在差别等原因，每个病人的心电图异常可以呈现为千变万化，有多种不同的表现。因此，在传统的心肌梗死心电图诊断标准中提到的所谓典型心肌梗死病人的心电图变化过程只能作为一种参考，在当代的临床实践中仅仅具备有限的指导意义。

病人即使已经发生了急性心肌梗死，如果到医院就诊时距离发病的时间还很近，也有可能在心电图上不表现出来急性心肌梗死的一些典型特征，这样就需要在就诊后继续观察，并继续随访心电图，或者结合其他的一些检查进行判断。

此外，有些病人由于以前就有心肌缺血的病史，心电图上一直表现为缺血性 ST-T 改变的图形。这些病人一旦发生了心肌梗死，新出现的 ST-T 改变可能会和原来的变化相互抵消，使心电图看上去似乎是正常的（即所谓"假性正常化"）。这种病人在就诊时所做的心电图就更加具有迷惑性了。因此，在一个主要表现为胸痛胸闷发作的病人就诊时，仅仅根据一个看上去似乎正常的心电图并不能完全排除心肌梗死的诊断，而需要和病人原来的心电图进行反复地比较，或者随访观察心电图是否存在动态的变化才能得出准确的判断。

急性心肌梗死为何要反复做心电图

当一个病人被确诊为急性心肌梗死之后，经常需要反复多次做心电图。特别是在心肌梗死发病的前几天，医生可能会给一天之内就给病人做好多次心电图。急性心肌梗死是非常严重而危险的心血管急症，大多数会引起生命危险的并发症都发生在心肌梗死发病的第一周，并且多半集中在发病之后的最初48小时。反复检查心电图，可以判断病人病情的严重程度，知晓心肌梗死涉及的缺血心肌面积的变化情况，及时地察觉心律失常等心肌梗死并发症的发生情况，而对于接受了冠状动脉介入或药物溶栓等再灌注治疗的病人，也可以用来判断治疗效果。

心电图能判断急性
心肌梗死严重程度吗

根据传统的心肌梗死诊断标准和治疗流程，心电图不仅能对心肌梗死作出定性诊断（即是否存在心肌梗死），还能对心肌梗死作出定位诊断（判断是心脏的那个部位，比如是前壁、下壁还是侧壁发生了心肌梗死），从而可以进一步推断出心肌梗死所累及的心肌组织的面积，以及罪犯血管（急性闭塞的冠状动脉分支）是哪一根。

根据2007年欧美国家心脏病协会提出的心肌梗死新定义，认为心电图用来判断坏死的心肌细胞数量仍然具有重要的诊断价值。在心肌梗死发生之后，心肌细胞坏死的数量越大，病人的病情就会越严重。因此，心电图作为一种快捷廉价的诊断方法，可以大致地判断急性心肌梗死的严重程度。

然而，心电图毕竟是一种比较间接的检查方法，不能直接反映冠状动脉血管和心肌组织的病变。冠状动脉主要分支的优势情况、冠状动脉分支所支配的心肌范围、侧支循环是否形成以及是否丰富、冠状动脉发生闭塞的部位、病变长度和严重程度等,都有可能会影响急性心肌梗死的心电图表现。

因此,除了观察心电图的表现之外,应该综合考虑病人是否本来就存在心脏的基础疾病、原来的和现在的心功能情况和血中心肌标志物浓度峰值的大小等,才能对病人的预后做出准确的判断。

哪些疾病的心电图易与急性心肌梗死相混淆

下列疾病的心电图可能会被误以为是急性心肌梗死:早期复极综合征;左束支传导阻滞;预激综合征;Brugada 综合征;心包/心肌炎;肺栓塞;蛛网膜下腔出血;代谢异常如高钾血症;胆囊炎;有持续 ST 段抬高的部分陈旧心肌梗死等。

还有些疾病,可能会因为原来的心电图就存在有 ST-T 改变,而掩盖了心肌梗死产生的动态 ST-T 演变,例如左束支传导阻滞、心室起搏心律等。

因此,单凭心电图的表现,不能轻率地作出是否存在急性心肌梗死的诊断,必须结合病人的临床症状,以及心肌标志物的动态变化等其他的辅助检查等综合进行判断。

急性心肌梗死和陈旧心肌梗死的心电图有何不同

陈旧性心肌梗死的心电图表现,主要是根据有没有出现病理性 Q 波来做出判断,和急性心肌梗死进行鉴别时还需要观察有没有出现动态的 ST-T 改变。陈旧心肌梗死的心电图图形特点如下:

V2~V3 导联出现 Q 波大于等于 0.02s，或者 V2,V3 出现 QS 波。

Ⅰ,Ⅱ,aVL,aVF 或 V4~V6，其中来自任何相邻导联组（Ⅰ,aVL, V6；V4~V6；Ⅱ,Ⅲ,aVF）中的两个导联，出现 Q 波大于等于 0.03s，深度大于等于 0.1 毫伏或出现 QS 波。

无传导异常时，在 V1~V2 的 R 波大于等于 0.04s，且 R/S 大于等于 1，同时 T 波直立。

应该需要注意到的是，有一部分陈旧心肌梗死病人心电图上的 ST 段可能呈现为持续性的抬高，一直都不能恢复到基线。存在这种心电图 ST 异常的病人，如果发生胸痛，就很难根据心电图表现来判断是否出现了急性心肌梗死。在这种情况下，就需要反复随访心电图仔细观察有没有出现 ST-T 的动态变化，同时有必要随访血中心肌标志物的浓度，或者做一些其他的辅助检查，才能确诊病人是否发生了急性心肌梗死。

哪些因素会影响心电图的准确性

影响心电图准确性的有以下几个方面因素：

a. 心肌梗死的部位在心脏的哪个局部区域，发生心肌梗死的面积和范围是大还是小。b. 发生心肌梗死时和做心电图检查时的时间间隔有多长。c. 发生梗死的局部心肌组织的厚度有多少。d. 有没有发生多个部位的心肌梗死。e. 病人发生心肌梗死之前有没有心室肥大的病史，之前或发生心肌梗死时有没有发生室内传导异常（这些情况引起的心电图变化可能会干扰心肌梗死时出现的心电图异常）。f. 有没有动态追踪的心电图记录和梗死前的心电图表现作为参考比较。g. 心电图仪的性能好不好等。

心电图十八导联
有哪些诊断价值

在人体的不同部位放好电极,通过导联线与心电图机相连接,这种记录心电图的电路连接方法被称之为心电图导联。电极放的位置不同,连接方法不同,就可以组成不同的导联。心电图发明至今已经有 100 多年了,目前在国际上被广泛接受的是由荷兰生理学家 Einthoven 创建的导联体系,称为常规十二导联心电图,在现在的临床工作中最常使用。十二导联心电图,包括标准的单极肢体导联 Ⅰ,Ⅱ,Ⅲ导联,加压的单极肢体导联 aVR,aVL,aVF 以及胸前导联 V1,V2,V3,V4,V5,V6。而十八导联心电图是指除了上面所述的十二导联之外,另外加上后背的 V7,V8,V9 导联,以及右胸的 V3R,V4R,V5R 导联。

常规十二导联心电图可以看到前壁、前间壁、下壁、高侧壁和前侧壁等部位心肌梗死的典型心电图异常,但是如果病人发生的是后壁和右室心肌梗死,那么十二导联心电图就不能显示出特征性的图形异常,而可能仅仅出现一些提示性改变。如果等到看见了这些提示性改变,再临时加做后壁和右室导联,就有可能会耽误诊断心肌梗死的时机。而在一些少见的情况下,病人发生了单纯的急性后壁或右室心肌梗死,但是在常规的十二导联心电图上可以看不到任何异常表现。因此,如果仅仅根据心电图上没有提示性改变,而不做十八导联心电图,就有可能会遗漏心肌梗死的诊断,从而给病人的进一步诊断和治疗带来困难和风险。综上所述,如果病人就诊时有胸闷胸痛等典型症状,高度怀疑发生了急性心肌梗死,那么常规做十八导联心电图还是很有必要的。

何谓异常 Q 波

在正常的情况下,左胸导联和单个肢体导联可以出现 Q 波,这被称为间隔性 Q 波。正常 Q 波的时限不会超过 0.03 秒,深度不会超过后面紧跟着的 R 波的 1/4。正常的 V1、V2 导联不应该出现 Q 波,但可以在心电图上表现为 QS 型,V3 导联在极少数情况下可以看到 Q 波,V5、V6 导联有时候可以见到正常范围的 Q 波。

所谓异常 Q 波是指 Q 波的时限大于等于 0.04 秒,深度大于等于后面紧随着的 R 波的 1/4,Q 波图形上可以看到粗钝与切迹。在通常情况下,异常 Q 波是诊断心肌梗死的重要依据,但是也可以在其他一些疾病时观察到,比如心肌肥厚、预激综合征、束支传导阻滞和肺栓塞等。

怎样对心肌梗死部位进行定位诊断

闭塞的冠状动脉	梗死部位	心电图导联
左前降支	前间壁	V1~ V2(V3)
左前降支	前壁(心尖)	V2~ V4
左前降支、左回旋支	前侧壁	V5~ V6(I、aVL)
左前降支、左回旋支	高侧壁	I、aVL(V5~ V6)
左前降支	广泛前壁	I、aVL、V1~ V6
右冠状动脉、左回旋支	下壁	II、III、aVF
左回旋支	正后壁	V7~ V9(V1~ V3 *)
右冠状动脉、左回旋支	下侧壁	II、III、aVF、V4~ V6
右冠状动脉、左回旋支	下后壁	II、III、aVF、V7~ V9(V1~ V3 *)

* 后壁心肌梗死 V1~ V3 导联出现高 R 波,V2、V3 导联出现 ST 段压低。

急性心肌梗死是怎样分期的

急性心肌梗死如果没有得到积极的治疗,任其自然进展和愈合,这种自然病程的心电图分期表现如下:

① 缺血期:时限一般是从冠状动脉发生闭塞开始,到闭塞后 30 分钟。心电图的主要表现为心肌缺血,也就是说出现 T 波高耸,ST 段变直斜坡形成凹面向上抬高,与 QRS 波融合成"单向曲线",这时候一般不会出现异常 Q 波。

② 心肌损伤/坏死期:时限一般是从冠状动脉闭塞后 30 分钟到 15 小时。心电图可以表现为 ST 段水平或弓背向上抬高、T 波倒置,从所谓的"单相曲线"转为"三相曲线",这时候可能会出现异常 Q 波。

③ 修复期:时限一般是从心肌梗死发生后 15 小时到 14 天。在心电图上可以看见 ST 段基本恢复到了等电位线,这时候可以看到深倒置的"冠状 T 波",或出现恒定倒置的 T 波,同时可以发现异常 Q 波变浅。

现在有很多积极治疗的手段,比如药物、冠状动脉导管介入或冠状动脉搭桥手术等,都可以帮助急性心肌梗死的病人开通闭塞的血管,保护缺血的心肌组织,减少严重的并发症,挽救许多心肌梗死病人的生命。因此,经过积极治疗的心肌梗死病人的心电图表现,不一定可以分为这样典型的 3 期,而每期持续的时间长短也会随着病人具体情况的不同,而出现很大的差别。

什么情况下心肌梗死病人
会出现异常 Q 波

① 心肌梗死的范围要比较大,直径在 2.5~3.0 厘米

以上。

② 发生心肌梗死部位的心肌厚度要大于3~7毫米，或者超过左心室室壁厚度的50%。

③ 心肌梗死的发生部位必须在QRS波起源的40毫秒之内的区域。

怎样判断是哪一根血管堵塞了

1. 左主干闭塞的心电图表现

左主干是冠状动脉分支中极其重要的血管，它的两个主要分支就是左前降支和左回旋支。左主干一旦发生闭塞会造成严重的后果，病人死亡的风险将大大升高。左主干闭塞或接近于完全闭塞的病人，在心电图上常常表现为aVR导联的ST段抬高，同时Ⅰ、Ⅱ和V4~V6导联ST段压低。如果在病人的心电图上发现，aVR导联的ST段抬高大于V1导联的ST段抬高，那么可以判定左主干发生病变的可能性很大。病人一旦发生了左主干闭塞，如果在心电图上观察到aVR导联的ST段抬高越明显，那么发病后的死亡风险就越大。

2. 左前降支（LAD）闭塞的心电图表现

在LAD发生闭塞后，ST段抬高的心电图表现最常见于V2导联，其余导联出现这种心电图变化的频率，由高到低依次为V3、V4、V5、aVL、V1和V6。在一般情况下，V2和V3导联的ST段抬高程度最为明显。

3. LAD近段闭塞的心电图表现

如果LAD近段发生了闭塞，有4种心电图的表现最具有诊断的价值：aVR导联ST段抬高，侧壁导联以前存在过的 Q 波消失，V5 导联 ST 段压低和新出现的右束支阻滞（RBBB）。如果病人的心电图提示为前壁心肌梗死，同时伴有 Ⅱ、Ⅲ、aVF 导联的 ST 段同时压低大于等于 1 毫米，那么 LAD 近段闭塞的可能性就非常大。如果 aVR 导联的 ST 段抬高幅度大于 0.1 毫米，那就提示心肌梗死的面积很大，病人可能出现心功能不全等严重的心肌梗死并发症，有很高的死亡风险。

4. LAD 远段闭塞的心电图表现

在 LAD 的远段发生闭塞的时候，可以引起位于右侧室间隔的心脏传导系统的缺血，从而造成这些部位出现心脏传导延迟，在心电图上表现为室间隔的心电向量增大，即 V4～V6 导联出现 Q 波，V2 导联 R 波振幅增高。在 V2、V3 导联也可以出现 ST 段的抬高，但抬高的幅度一般小于等于 3.2 毫米。

5. 第一间隔支（S1）闭塞的心电图表现

近年来科学家经过研究发现，心肌梗死病人如果在心电图上表现为 V1～V4 导联 ST 段抬高，这种心电图异常并不都是由于 LAD 闭塞引起的，在少数情况下（比例大概为 7%）是因为右冠闭塞引起的。此外，还有大约 2/3 的前壁心肌梗死病人，在心电图上看不到 V1 导联的 ST 段抬高表现。发生这些现象的原因，是由于心电图上的 V1 导联对应的是室间隔右侧区域的心肌组织，主要接受 LAD 发出的 S1 提供血流供应。另有一部分病人在这个区域的心肌组织还同时接受右冠状动脉发出的圆锥支供血。也就是说，V1 导联对应的心肌区域可能接受左冠和右冠的双重血供。因此，如果心电图提示出现了急性前壁心肌梗死，同时伴有 V1 导联 ST 段抬高大于或等于 3 毫米，那就提示 S1 发生了闭塞，同时室间隔的心肌组织并没有得到右冠发出的圆锥支的供血保护。

6. 第一对角支（D1）闭塞的心电图表现

如果在心肌梗死病人的心电图上发现，Ⅰ和aVL导联同时出现了ST段抬高，那就提示D1发生了闭塞。这是因为Ⅰ和aVL导联对应的是心室前侧壁的电活动，这个部位心肌的血流供应由D1和第一钝缘支进行保障。如果在心电图上表现为aVL和V2导联的ST段抬高，同时伴有Ⅲ和aVF（或加V4）导联的ST段压低，那么就可以判断D1发生闭塞的可能性相当大。

7. 回旋支（LCX）闭塞的心电图改变

每个人LCX的血管形状、走行方向和分支血管的分布差别很大。一般情况下LCX仅仅负责很小面积的心室供血，因此发生闭塞时只有少数病人可以在标准的十二导联心电图上看到ST段抬高，其中最常见的是Ⅱ、Ⅲ、aVF导联的ST段抬高；其次可以看到V5、V6、Ⅰ和aVL导联的ST段变化。在临床工作中，可以观察到1/3的急性心肌梗死病人在LCX闭塞时，心电图的变化仅仅表现为孤立的V1、V2导联ST段压低，而不伴有其他导联心电图的异常。甚至还有一部分病人在LCX闭塞后，做常规十二导联的心电图时看不到任何异常的变化。

如果在病人心电图上的Ⅱ、Ⅲ、aVF导联看到ST段抬高，而且Ⅲ导联ST段的抬高大于Ⅱ导联ST段的抬高，但V2－V4导联的ST段明显压低，V3导联ST段压低/Ⅲ导联ST段抬高大于1.2，那么就存在LCX闭塞的可能性。如果Ⅱ、Ⅲ、aVF导联的ST段抬高，而不伴有aVL导联的ST段压低，那就表明可能发生了LCX近段的闭塞。如果在心电图上发现Ⅰ和aVL导联ST段抬高，同时伴有V2导联ST段压低，那么闭塞的血管多数情况下是LCX发出的分支，比如第一钝缘支。

8. 右冠(RCA)闭塞的心电图改变

如果病人发生了急性下壁心肌梗死，那么在大多数情况下发生闭塞的血管位于 RCA，少数情况下是 LCX，极少数情况下是 LAD。如果在心电图上表现为 III 导联的 ST 段抬高大于 II 导联的 ST 段抬高，同时看到 aVL 导联的 ST 段压低大于 I 导联的 ST 段压低，而且 aVL 导联的 R 波降低、S 波加深，那么很大可能性是 RCA 发生了闭塞。如果 V1 和 V2 导联没有 ST 段压低，那么就基本上就可以排除 LCX 闭塞的可能性。一旦 LCX 发生了闭塞，常常会伴有心室侧壁的心肌缺血，所以在心电图上 aVL 导联会出现 R 波增高以及 S 波变浅。当病人发生下壁心肌梗死时，如果 V1~V4 导联的 ST 段持续压低超过 24 小时，那么合并急性后壁心肌梗死的可能性就比较大；如果同时发现 aVR 导联的 ST 段明显抬高，那就提示心肌梗死的面积大，病人的病情非常危重，死亡的风险会非常大。

9. 右冠近段或远段闭塞的心电图改变

如果在急性心肌梗死病人的心电图上，出现了 V2 导联 ST 段下降幅度等于或小于 aVF 导联 ST 段抬高的 50%，那么发生右冠近段闭塞的可能性就比较大。此外，下面的这些心电图表现也提示可能出现了 RCA 近段的闭塞，比如 V4R 导联 ST 段抬高明显，V1、V2 导联 ST 段不压低（V1 导联甚至反而抬高），或者 V3 导联 ST 段压低/III 导联 ST 段抬高小于 0.5。

如果病人的心电图表现为下壁心肌梗死，同时伴有 V1~V3 导联 ST 段明显压低，V3 导联 ST 段压低/III 导联 ST 段抬高的比值范围在 0.5~1.2 之间，那就提示 RCA 远段闭塞的可能性非常大。

什么叫缺血性 J 波

J 点是指心电图上 QRS 波与 ST 段的交界点,标志着心室除极的结束和复极的开始。当 J 点从基线明显偏移,形成了一定的振幅(大于 0.1 毫伏),持续了一定的时间(大于 20 毫秒),就被称之为 J 波。J 波的形状可以表现为尖峰状或者驼峰状。当冠状动脉发生闭塞,供血中断,引起心肌严重缺血时,心电图可以出现新的 J 波,或者原有的 J 波表现为振幅加大或时限延长,这时候的 J 波就被称之为缺血性 J 波。

缺血性 J 波是在发生急性而严重的心肌缺血时,伴随出现的一种心肌梗死超急性期的心电图改变,在某些特殊的情况下也有可能是急性心肌梗死早期唯一的心电图表现。如果心肌缺血一直呈持续加重而不能缓解,J 波与 ST 段抬高将有可能会同时出现。

在右冠状动脉发生病变,即在病人发生下壁心肌梗死时,有很大的可能性会出现缺血性 J 波。有一部分出现缺血性 J 波的病人会出现室速室颤等恶性心律失常,在严重的时候可能会危及生命。出现这种情况的原因,可能是在心肌细胞缺血加重之后,引起了心外膜细胞的电活动异常,从而诱发出各种心律失常。

急性前壁心肌梗死下壁导联的 ST 段为何会发生改变

在给急性前壁心肌梗死的病人做心电图检查时,常常可以看到一个或多个下壁导联也会发生 ST 段改变。出现这种心电图变化的机制至今仍然不清楚。目前多数学者推

① 一部分病人的冠状动脉血流分布属于左冠状动脉优势型，也就是说左前降支不仅可以供应心室前壁和心尖部心肌的血流，而且其尾端可以绕过心尖部供应左室下壁部分心肌的血液，因此左前降支发生闭塞后会引起部分下壁心肌组织的梗死。

② 另有一部分病人原来就存在有多个冠状动脉分支血管的病变，即供应左室下壁心肌的右冠状动脉或左回旋支也发生了一定程度的狭窄，但没有完全闭塞，所以心电图上可以伴随有下壁心肌组织缺血的改变。也有研究认为，如果前壁心肌梗死同时出现下壁导联 ST 段抬高，说明有可能发生了室间隔穿孔，这时候病人的死亡风险要明显高于发生单纯前壁心肌梗死的病人。

急性下壁心肌梗死胸前导联的 ST 段发生改变有何意义

急性下壁心肌梗死病人的心电图上，有时候也可以观察到胸前导联 ST 段的压低，这种现象的发生率约在 50%～70%。目前认为，发生这种改变的机制可能有以下几点：a. 下壁导联如果发生了 ST 段抬高，对应到胸前部位的导联，可以出现所谓的"镜像改变"，表现为胸前的 ST 段变化与下壁的 ST 段变化方向相反，也就是出现压低。b. 病人同时也存在着前壁心内膜下的心肌缺血。c. 这种改变可能提示后壁和侧壁也同时存在着心肌缺血，说明梗死面积较大。d. 病人原来就存在着冠状动脉多支血管的病变。e. 急性心肌梗死病情严重时，可以出现低血压和心源性休克等并发症，使得缺血心肌的血供不足更加严重，心肌损伤更加明显。f. 在心肌梗死

专家诊治 心肌梗死 ZHUANJIA ZHENZHI XINJIGENGSI

区域和缺血区域，原来有其他冠状动脉血管提供侧支循环帮助供血，一旦供血的冠状动脉发生闭塞，侧支循环的血流就会中断，从而所支配的心肌区域在心电图上会出现缺血性改变。

如果病人发生了下壁心肌梗死，同时伴有心电图表现为胸前导联 ST 段压低大于 2.0 毫米，那么病人发生心力衰竭、休克、恶性心律失常等严重并发症以及死亡的风险都会明显升高。如果在病人的心电图上观察到 ST 段呈持续性压低，那就提示心肌梗死累及的面积比较大，病人发生死亡的风险非常高。

在急性下壁心肌梗死的病人中，还有不到 10％的病例可以观察到胸前导联的 ST 段抬高。这种心电图上的 ST 段改变最常出现在 V1、V2 导联，在多数情况下说明可能同时发生了右心室心肌梗死，因此，往往同时存在着右心室的心肌坏死和收缩功能丧失。这些病人的心电图可以表现为，V1、V2 到 V6 导联 ST 段抬高的幅度进行性减小，并且胸前导联不会出现病理性 Q 波的动态演变过程。这些心电图的改变和急性前壁心肌梗死在胸前导联的 ST 段以及 Q 波的动态改变是不一样的。当病人的主要临床表现提示发生了右心室心肌梗死，而下壁心肌梗死的临床表现不明显时，他们的心电图异常可能仅仅表现为胸前导联的 ST 段抬高。因此，在这些比较少见的情况下，必须要仔细鉴别胸前导联的 ST 段和 Q 波变化的规律，并且和病人的临床表现相结合，才能对心肌梗死的部位作出准确的定位。

心房梗死心电图有哪些表现

由于心房组织的心肌壁比较薄，所产生的电压活动会被较大的心室除极电压所掩盖，因此其实很少看到单纯心

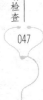

房梗死的心电图变化。到目前为止心房梗死比较可靠的诊断标准如下：a. PTa 段在 V5、V6 导联抬高大于 0.5 毫米伴在 V1、V2 导联的 PTa 段压低。b. PTa 段在Ⅰ导联抬高大于 0.5 毫米,伴Ⅱ、Ⅲ导联的 PTa 段压低。c. 胸前导联 PTa 段压低大于 1.5 毫米,伴Ⅰ、Ⅱ、Ⅲ导联 PTa 段压低小于 1.2 毫米,同时伴有房性早搏、房性心动过速、房扑房颤等房性心律失常。

如果在病人的心电图上看到了新出现的异常的 P 波,比如出现了呈 W 型、M 型、不规则形或出现切迹的 P 波,那也可以提示发生了心房梗死。在某些发生心房梗死的病人,即使心电图上表现出了比较特征性的改变,这些变化也可能在短期甚至数小时内恢复正常。所以上述诊断标准的价值以及可靠性如何,尚有待于进一步的临床实践研究证实。但是可以肯定,一旦给病人做心电图检查时发现了如上所述的这些心电图特征,大多数情况下可以确认他们已经发生了心房梗死。

左束支传导阻滞病人 合并心肌梗死应怎样诊断

在病人发生急性心肌梗死时,严重的心肌缺血或心肌坏死本身就可能突然引起左束支传导阻滞。如果病人原来的心电图上就存在有完全性左束支传导阻滞,那么仅仅根据心电图表现来诊断心肌梗死将会非常困难。目前虽然有一些伴随左束支传导阻滞时诊断急性心肌梗死的标准,但都不是很令人满意,甚至在不同的诊断标准之间还存在着相互矛盾。新近的一些科学研究指出,下面的这个诊断标准在一定程度上具有可靠性:a. 至少有两个导联(V5、V6、

Ⅰ、aVL 之中）可以观察到病理性 Q 波。b. V3、V4 和 V5 这3 个导联之中，至少有 2 个导联的 S 波出现向上的切迹（Cubrera's 征）。c. V1 到 V4 导联的 R 波振幅逐渐降低。d. 2 个或多个相邻导联出现原发性 ST-T 改变。

这些诊断指标在临床的应用中还存在一些不足。因此，在判断这些病人是否出现了急性心肌梗死时，还应该结合病人的临床表现，血中心肌标志物浓度的动态变化及核素心肌扫描、心超等其他影像学的检查来共同协助诊断。

怎样判断冠状动脉闭塞后心肌缺血的危险程度

Sclarovsky 和 Bimbaum 等心脏科专家根据心肌梗死病人的心电图表现，将冠状动脉闭塞后心肌缺血的程度分为 3 级：1 级，T 波高耸，没有 ST 段抬高；2 级，ST 段抬高，没有 QRS 波的形态改变；3 级，ST 段抬高且 QRS 波群终末部变形，J 点抬高幅度/R 波振幅大于 0.5。一旦心肌梗死病人的心电图表现为 3 级，那么出现严重并发症和死亡的风险都会很高。

急性心肌梗死有哪些早期心电图改变

在发生急性心肌梗死的早期，病人的心电图上就可以观察到 T 波的改变。缺血性 T 波的特点有如下几条：

① 出现时间：在心肌梗死的超急性期，也就是说发病的很早期就可以出现。T 波改变可能在胸痛发病时就产生，也可能在胸痛持续几分钟至几小时后产生。

② 形态特点：在典型的心肌梗死病人，心电图上的 T

波可以增高变尖,形状为帐顶状或尖峰状,电压振幅可以达到2毫伏。在不典型的心肌梗死病人,心电图上的T波可能只有轻微的形态和振幅的变化,例如可以发现T波振幅会相对增高一些,但不是高尖形状的。

③ T波峰～末间期:指T波顶峰至终末的间期,是反映心室跨壁复极离散度的量化指标,在急性心肌梗死的早期常表现为增大。如果在病人的心电图上看到了高尖的T波,结合病人胸闷胸痛等临床症状,一般就要警惕这种心电图变化是否属于心肌梗死的早期表现。出现高尖T波的导联常常与随后出现的病理性Q波的导联是一致的,因此观察缺血性T波的变化,有助于对心肌梗死的定位和梗死相关动脉的分析。有时T波虽然从形态上看已经变尖了,但是振幅还在正常的范围之内;有时候T波的振幅虽然增高,但是外形仅仅有点轻微的变化,在这些情况下就很难和正常的T波清楚地鉴别开来。如果出现了这些T波改变,但同时又不具备典型的缺血性高尖T波的特点,就需要与病人既往的心电图比较并进行动态观察,才能做出准确的判断。

ST段抬高是急性心肌梗死早期最具特征性的改变,是诊断急性心肌梗死的重要心电图特征。急性心肌梗死的分型方法,按照传统的定义是分为"Q波型"和"非Q波型"心肌梗死,但是根据近年来的心肌梗死诊断和治疗指南,已经把这种分型改变为"ST段抬高型"和"非ST段抬高型"心肌梗死。如果观察心肌梗死病人心电图的动态变化,可以看到ST段的改变总是比Q波要先出现的,所以转变急性心肌梗死的分型方法,实际上是把急性心肌梗死的诊断从确定期提前到急性进展期,这样就可以大大提前急性心肌梗死的早期诊断时间。ST段改变的时间和ST段抬高的标准如下:a.出现时间:常常紧随着T波的改变而出现,并且随着心肌组织缺血损伤的加重,ST 段的形状和振幅都可以发生快速的演变。b. 判断标准:V1～V3导联 ST 段的抬高大于等于0.2 毫伏或 0.3 毫伏,其他导联(aVR 除外)ST段的抬高大于等于 0.1 毫伏。

在发生急性心肌梗死的早期,损伤的心肌组织会出现传导延缓,这被称之为"急性损伤性阻滞"。在心电图上的表现可以是:a. 面向梗死导联的 R 波上升速度缓慢,心室壁的激动时间大于 45 毫秒。b. R 波振幅增高。c. QRS 波的时限增宽,一般大于 100 毫秒,甚至可以宽达 120 毫秒。d. 心电图上常常可以同时出现 ST 段上斜型抬高和 T 波高尖。e. 上述心电图的改变一般持续时间比较短,可能仅仅一过性地出现在急性心肌梗死的早期,当心肌出现坏死性改变,也就是在心电图上表现为病理性 Q 波时就会消失。

急性心肌梗死时心电图 ST 段
抬高有哪些不同的形态

在病人发生急性心肌梗死时,随着心肌组织缺血损伤程度的加重,ST 段抬高的形态可以呈现为凹面向上型、斜直型、凸面向上型等多种形态,也就是表现为所谓"单向曲线"样逐渐进展的过程。在病情严重的病人,心电图上可以观察到墓碑型和巨 R 波型的 ST 段抬高。

凹面向上型 ST 段抬高:

这种 ST 段抬高形态的特异性不高,也就是说不仅仅可以在发生心肌梗死时出现。在其他一些疾病或病理生理的情况下,比如急性心包炎、早期复极综合征、低温或高钾血症等时候都可以出现。

① 斜直型 ST 段抬高:随着心肌缺血的加重,凹面向上

的 ST 段可以变直,与 T 波的连接角消失,从心电图上看 ST 段与 T 波的界限不容易区分开来,T 波看上去比先前的显得更为宽大。

凸面向上型 ST 段抬高:

心肌缺血如果进一步加重,可以使 ST 段变成弓背形,并且进一步抬高与 T 波融合在一起,形成一条弧线,这就是所谓的"单向曲线"。这种 ST 段抬高的形态特异性较高,也就是说一般情况下都提示病人发生了急性心肌梗死。这种形态的 ST 段抬高,大多数情况下发生在急性广泛前壁、前侧壁梗死等面积较大的急性心肌梗死时。

② 墓碑型 ST 抬高:在 1993 年,医学文献中第一次报道了墓碑型 ST 段抬高。这种心电图改变表现为:ST 段向上凸起,并且快速上升(可达 0.8~1.6 毫伏),与后面的 T 波融合;前方的 R 波矮小(低于抬高的 ST 段,时间通常小于 40 毫秒),与 ST-T 共同构成顶端较平、高高凸起的类似墓碑一样的图形。这种改变常常发生在心肌梗死面积较大的病人之中,比如广泛前壁透壁性急性心肌梗死和复合性急性心肌梗死,病人常常会在发病 1 周之内就发生泵衰竭、严重的快速性心律失常、高度以上房室传导阻滞和严重的束支传导阻滞等严重并发症,死亡的风险会显著增高。因此,一旦急性心肌梗死的病人出现这种心电图改变,可以判断他们的病情非常危重而且凶险,应该及时采取治疗措施,否则预后会非常差。

③ 巨 R 波型 ST 段抬高:在心肌梗死的超急性期可以观察到巨大 R 波型的 ST 段抬高,一般情况下在产生 Q 波前就可以出现。这种 ST 段的变化在前壁心肌梗死时最常见,也可以见于下壁心肌梗死。巨大 R 波型 ST 段抬高的确切机制,到现在为止还没有完全搞清楚。目前的观点认

为,这种 ST 段改变可能和梗死心肌周围的传导阻滞有关,反映了梗死部位周围的存活心肌细胞的电活动延迟而且传导缓慢。这种心电图改变的主要表现是:ST 段呈尖峰状或下斜型明显抬高,与 QRS 波的下降支、T 波的上升支融合在一起,S 波的振幅减小或者消失,J 点消失,QRS 波群时限轻度增宽,这些变化使得 QRS-ST-T 波群融合成为一个顶端较尖、边缘较直、底部较宽的非常类似于一个巨大 R 波的特殊形态。巨大 R 波型 ST 段抬高一般出现在心肌缺血和损伤区域所相对应的导联.与 ST 向量的方向有关,可以用来对于心肌梗死进行定位诊断。在通常情况下,由于这种改变仅仅发生在心肌梗死的超急性期,所以在临床上被观察到的机会并不多。

急性心肌梗死病人出现 Q 波说明病情严重了吗

　　根据传统的观点,出现 Q 波的急性心肌梗死病人比不出现 Q 波的病人病情要严重,预后要差。这是由于既往认为,如果发生心肌梗死时心电图上出现了 Q 波,就说明整个心肌壁发生了"透壁性"的坏死;而如果没有出现 Q 波,就说明心肌壁没有发生"透壁性"坏死,也就是说有一部分心肌是存活的。从这个角度来看,心电图上如果出现 Q 波,说明发生心肌梗死的面积比不出现 Q 波的要大。然而近些年的临床研究表明,出现 Q 波的心肌梗死虽然在住院期间的短期病死率比较高,但远期病死率相对比较低;而不出现 Q 波的心肌梗死虽然短期病死率不高,但是远期病死率并不低。总体来说,两种类型的心肌梗死的总病死率非常相近。如果进行一下多因素分析也表明,急性前壁心肌梗死如果在心电图上出现了 Q 波,对病人的短期病死率具有独立的预测价值。而近几年来的一些研究,对心肌梗死病人是否在心电图上出现 Q 波进行了发病机制和原理的分析。研究表明,在没有出现 Q 波的心肌梗死病人,引起发病的"罪犯血管"完全闭塞的比例比较小,形成的侧支循环也比有 Q 波的病人要好,所以他们的病情在短期内不容易发生突然的恶化。但是这些病人的冠状动脉各主要分支血管往往早已存在了多处病变,在病程中容易发生心绞痛、再梗死和恶性心律失常等各种并发症,因而长期的预后并不好。

怎样判断急性
心肌梗死病人的预后

心电图 QRS 宽度对急性心肌梗死病人的预后有哪些影响。

如果冠心病病人发生了严重的心肌缺血,病人心电图的 QRS 波宽度会受到比较大的影响。急性而严重的心肌缺血可以使心肌的传导速度减慢,从而使 QRS 波的宽度增加。在运动试验诱发心肌缺血时,如果 QRS 波宽度的增加大于或等于 15 毫秒,而不伴有束支传导阻滞,那么病人在短期内发生室性心律失常的可能性约为 70%~80%。如果 QRS 波宽度的增加大于等于 30%,尤其是同时伴随 R 波的振幅逐渐减小,那么就提示病人的病情非常凶险。相关的研究还发现,QRS 波的末端出现畸形的病人和没有出现畸形的病人相比,发生再次心肌梗死、严重心力衰竭的可能性会增大。如果同时伴有左室射血分数降低,那么病人的院内病死率和 1 年病死率也会升高。

ST 段变化对心肌梗死
预后有哪些影响

① 动态心电图 ST 段变化:在发生急性心肌梗死时,心电图上所观察到的 ST 段的上下漂移幅度,对于评估病人左室功能的受损程度或者恶性心律失常的发生风险有比较大的价值,而且与病人在发病后的 1 年内的病死率呈 3 倍相关,与发生心肌梗死后不伴有心力衰竭的病人的病死率呈 5 倍相关。在急性心肌梗死发病的早期阶段,如果心电图上出现了 ST 段压低,不论病人是否伴有胸闷胸痛等典型症状,都说明心脏性死亡、发生再次心肌梗死和需要冠状动脉重建等严重并发症的风险增加了。如果在心肌梗死的发病晚期才出现 ST 段压低,那么仅仅在这种变化发作次数较多、持续时间较长、压低幅度较深时,才和病人的预后有关。在心电图上 24 小时 ST 段压低或抬高的中间值,是预测急性心肌梗死病人病死率价值最大的指标。

② 运动心电图 ST 段变化:运动心电图可以用来监测是否存在心肌缺血,并且对心肌梗死病人的预后进行分析,但在运动后诱发的 ST 段压低或抬高究竟有什么样的临床意义,现在的认识还存在争议。有学者认为,这是评价冠心病人预后的良好指标,也有学者认为,在判断病人的病死率或预后时价值不大,需要和其他的检查指标一起综合分析才有意义。如果病人患有劳力型心绞痛,发作时可以看到 ST 段压低的动态改变,那么这种心电图变化对于判断预后有较高的特异性,但敏感性不够。而运动试验后诱导的 ST 段压低对于判断冠心病病人预后的敏感性高,但特异性低。因此,目前的观点认为,如果在病人出院前进行运动试验监测 ST 段的变化,并

不能明确判断病人未来发生再次心肌梗死或心脏性死亡的风险究竟有多大。可能是由于研究者所选择病例的病情严重程度不同,运动负荷试验采取的方式不同,运动试验所达到的运动量级别不同,对于运动试验的结果判断不同等原因。所以,对于是否能根据运动试验的心电图变化来判断心肌梗死病人未来的预后情况,心血管专家们存在着不同的意见。

急性心肌梗死为何检测心肌酶谱

发生急性心肌梗死时经常需要检测血中的心肌酶谱。根据传统的急性心肌梗死的诊断标准,心肌酶谱阳性是最重要的确诊指标之一。心肌酶谱包含有多种成分,例如天冬氨酸氨基转移酶(AST)、乳酸脱氢酶(LDH)、α-羟丁酸脱氢酶(α-HBDH)、肌酸激酶(CK)及肌酸激酶同工酶(CK-MB)。心肌酶谱的检验在急性心肌梗死的诊断中是应用最早的诊断标准之一,诊断价值非常重要。由于在一些其他器官的组织细胞中也存在这些酶,当这些组织受到损伤破坏后也可以将这些酶释放出来,如果观察到"心肌酶谱"在血中的浓度升高,也不是说就一定发生了心肌梗死。因此,心肌酶谱对于心肌梗死诊断的特异性还不够高。在上述心肌酶谱包含的多种成分当中,相对而言 CK-MB 的特异性最强,直到现在的临床工作中还会经常使用。

AST 测定:AST 主要分布在心肌组织之中,在肝脏、骨骼肌和肾脏等其他组织中也有分布。如果是正常情况下,血清中 AST 的含量很低。当心肌组织发生损害时,AST 可以从坏死的心肌组织中释放入血。在急性心肌梗死发病后的6~12小时,血中的 AST 开始升高,一般到发病后48 小时可以达到血中浓度的高峰,最高值可以是参考值上限的 4~10 倍。AST 血浓度峰值的高低与心肌坏死的范围和程度有关,病人发生心肌梗死的面积越大,AST 的血浓度峰值就越高。在急性心肌梗死发病后的第 3~6 天,血中的 AST 浓度逐渐下降,直到恢复正常。如果观察到 AST 的血浓度再次升高,那就提示病人心肌梗死发生的范围比原来扩大了,或者再次发生了新的心肌梗死。

LDH 测定:LDH 主要存在于心肌、骨骼肌和肾脏组织中,在肝、脾、胰、肺和肿瘤等组织中也有分布,而在红细胞里的含量极为丰富。当上述组织损伤时,LDH 可以进入血液,表现为血中 LDH 浓度水平的升高。在急性心肌梗死(AMI)发病后 8~10 小时,LDH 浓度开始升高;发病后 2~4 天达到浓度高峰,一般在发病 8~14 天后就可以下降到恢复正常水平。

α–HBDH 测定:血清中 α–HBDH 的活性代表了 LDH 的同工酶 LDH1 和 LDH2 的活性。LDH1 和 LDH2 这两种同工酶主要存在于人的心肌组织、肾脏组织和红细胞之中。当血中 LDH 的浓度升高时,可能是发生了心肌疾病,也有可能是发生了肝脏疾病,如果计算 LDH/HBDH 的活性比例,就可以用来进行鉴别。健康人血清的 LDH/HBDH 比值是 1.2~1.6。在发生了急性心肌梗死的病人,血清的 LDH 会升高,但是 α–HBDH 活性的升高将会更为明显,所以会出现 LDH/HBDH 比值的下降,比值的范围一般在 0.8~1.2。而发生肝脏组织的病变时,血中 LDH 浓度的升高会比 HBDH 浓度的升高更为明显,LDH/HBDH 比值会出现上升,比值的范围一般可以到达 1.6~2.5。

CK 测定:CK 主要存在于骨骼肌和心肌组织中,也有一些分布在脑组织中。早在 1967 年,科学家们就成功地发现了 CK 对心肌和肌肉组织的病变具有诊断价值。从那时候

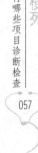

起,CK 就成为了反映心肌损伤的重要血清学指标。直到今天,观察血中 CK 浓度的动态变化,仍然是诊断肌肉损伤和肌肉疾病的最敏感的方法。在急性心肌梗死(AMI)发病后5~8 小时起,血中 CK 的浓度就开始升高。一般在心肌梗死发病后的 10~36 小时,CK 可以到达峰值浓度,最大值可为正常值上限的 10~12 倍。CK 对心肌梗死诊断的特异性比 AST 和 LDH 都要高,但是升高时需要和骨骼肌疾病进行鉴别。这个指标在血中升高的持续时间比较短,急性心肌梗死发病后的 2~4 天,即可以恢复到正常水平。在 AMI的发展过程中,如果血中 CK 浓度在降低之后再次出现了上升,往往说明新发生了心肌梗死。

CK-MB 测定:CK 分子是由 M 和 B 两种亚单位互相搭配而组成的二聚体,其中由 M 单体和 B 单体结合而成的混合型同工酶,也就是 CK-MB,主要存在于心肌组织中,在其他组织当中的含量相对比较少,因此这个指标在血中的浓度一旦升高,说明发生了心肌损伤的可能性非常大。血清中 CK-MB 升高,是公认的诊断急性心肌梗死和确定有无心肌坏死的最重要的指标之一,在传统的心肌酶学检查中曾经作为诊断 AMI 的"金标准"。CK-MB 在血中浓度的高低以及随时间的动态变化情况,对于判断心肌梗死的发病时间、坏死面积、心肌梗死部位、梗死心肌是否发生扩展,以及阻塞的冠状动脉血管有没有开通都具有一定的价值。在正常人的血清中,CK-MB 的含量极少(低于总活性的5%)。一旦发生了心肌损伤,CK-MB 会大量地被心肌组织释放入血。在 AMI 发病后的 3~8 小时,血中 CK-MB 的浓度开始升高,到达最高浓度也就是峰值的时间需要 12~24小时,比 CK 达到峰值的时间要短。如果没有发生并发症的话,血中 CK-MB 的浓度在发病后 3 天就可以恢复到正常水平。在急性心肌梗死的病程中,如果出现了并发症,比如发生了心肌梗死区域的延展,那么血中 CK-MB 的浓度就可能会持续升高,在一定时间内不会降低;如果出现了新的心肌梗死,那么已经下降的 CK-MB 浓度会再次上升。

测定肌红蛋白(Mb)对诊断心肌梗死有哪些价值

肌红蛋白(Mb)是一种存在于心肌和骨骼肌组织之中的低分子量氧结合蛋白,在心肌细胞中的含量非常丰富。在正常人的血中,Mb 的含量很低。由于 Mb 在肌肉细胞里的含量很高,而且分子体积较小,分子量相对较低,所以在心肌或骨骼肌组织中的细胞出现损伤后,能够非常迅速地释放到血液循环中去。在急性心肌梗死发病 1~2 小时后,Mb 的血清浓度就可以马上升高,并在发病 6~9 小时后达到血中浓度的高峰也就是峰值,这就说明相对 CK-MB 而言,Mb 在血中浓度升高的时间要提早 3~6 小时,因此是急性心肌梗死(AMI)早期诊断最灵敏的指标。病人血清中 Mb 的浓度在心肌梗死发病 1 天之内就可以恢复到正常。由于 Mb 也存在于骨骼肌组织之中,而且仅仅通过肾脏循环系统排出体外,因此一些非心脏性疾病,比如骨骼肌损伤、创伤和肾功能衰竭等,都可以导致 Mb 血浓度的升高,这样的话 Mb 的特异性就比较差一些。也就是说,即使发现血里的 Mb 浓度升高,也还不能马上确诊 AMI。但是如果检测到血中的 Mb 为阴性的话,那么发生 AMI 的可能性就不太大。如果病人有急性胸闷胸痛等症状,但是继续观察 4 小时之后血中的 Mb 水平仍然不升高,那么就可以基本排除 AMI。由于 Mb 在血中的半衰期比较短,所以可以

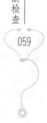

随访检查 Mb 的血浓度，以观察在 AMI 的病程中有没有再次发生心肌梗死，或者发生梗死的区域有没有出现扩展。

测定肌钙蛋白（cTn）对诊断心肌梗死有何意义

肌钙蛋白（cTn）是存在于心肌细胞内部的蛋白质，在心肌细胞没有受到损伤、保持完整的情况下，cTn 并不能透过细胞膜进入血循环。当心肌细胞缺血、损伤或者发生坏死后，cTn 可以通过损坏的细胞膜弥散到血循环中去，从而可以在血中被检测到浓度升高。cTn 由结构和功能不同的 3 个亚单位组成，也就是 cTnT、cTnC 和 cTnI。其中 cTnT 和 cTnI 只存在于心肌组织当中，所以现在在临床实践中被广泛应用，是诊断心肌损伤的可靠指标，尤其是在诊断急性心肌梗死时价值非常大。cTnI 仅仅存在于心肌收缩蛋白的细肌丝上，对心肌损伤诊断的特异性极高，所以 cTnI 是到目前为止用来判断心肌损伤的最特异、最可靠的血清标志物，一般不会由于骨骼肌或其他组织的损伤而发生干扰。cTnI 的相对分子量小于 CK-MB，在心肌组织发生损伤后，更容易通过心肌细胞膜而弥散释放入血循环。因此，在急性心肌梗死发病的早期就可以被检测到血中浓度的升高。

血清中的 cTnI 浓度在急性心肌梗死（AMI）发病后 3~6 小时就可以增高，在发病 12~14 小时后可以达到浓度高峰。cTnI 保持高水平血浓度的持续时间较长，可达 6~10 天。由于 cTnI 的"窗口期"相当长，所以对于胸痛几天之后才到医院就诊的病人，仍然可以通过检测血中 cTnI 的水平，判断他们有没有发生过心肌梗死。这时候如果测定"窗口期"较短的 CK-MB，就难以判断了。cTnI 诊断的特异性也优于 Mb，可以用来评价严重心绞痛的病人是否存在心肌损伤。一旦检测到血中cTnI的浓度升高，就说明病人已经出现了不可逆的心肌损害。cTnI的升高程度和AMI的面积大小，以及病人的预后都有密切的关系。近年来欧洲心血管协会（ESC）和美国心脏学院（ACC）推荐，相对其他的心肌标志物而言，新的血浆生物标记物cTn具有更高的灵敏度和特异性，应该作为心肌梗死诊断的首选指标。目前的最新观点认为，cTn可以取代CK-MB而成为诊断AMI的"金标准"。

测定心肌标志物的相关研究工作其实早在20世纪80年代就已经开始了，这项工作的进展有赖于人们对于急性心肌梗死的病理生理变化的深入认识，以及分子生物学等检测技术的进步。人们发现，早先使用的心肌梗死诊断方法仅仅依靠病人的临床表现和心电图变化，对于预测病人的发病风险和指导治疗的贡献非常有限。当医院开始测定肌酸激酶（CK）及其同工酶（CK-MB）和乳酸脱氢酶等心肌酶谱后，诊断急性心肌梗死的特异性和敏感性都有所加强。然而这些检查对于心肌组织的特异性都不够，实际应用中，有时会在其他组织损伤时产生混淆，做出错误的判断。随着免疫化学方法（包括放射免疫和酶联免疫方法）的进步，人们可以成功地检测出细胞中含量甚微的酶并判定它们的活性。采用杂交技术可以获得单克隆抗体，并在体外根据预先所知的特异性来选择抗体分子，这样就能开发出标准化的检测方法。在上述科学发现和技术进步的基础上，才筛选出肌钙蛋白这一目前为止最为可靠的诊断心肌梗死的心肌标志物，并且制定了标准化的检测方法。医学界正在进一步寻找更可靠的诊断指标，以开发出更可靠而且方便的检验方法。

检出肌钙蛋白的临界值，还不能证明在正常的健康人群的血中可以检测出心脏肌钙蛋白。目前使用的检验标准,参考的是欧洲心脏学会和美国心脏学会联合委员会定义的心肌梗死的心脏肌钙蛋白浓度标准,即如果测得数值超过正常值的第99百分位数,可以判断为肌钙蛋白浓度升高,并且允许有小于10%的波动。根据有关临床试验的一些信息提示,降低检验标准的临界值可以改善病人危险性的评估,以免在诊断时遗漏一些心肌梗死的病人,尤其是当这些病人还处于发病早期或者心肌梗死范围较小时。由于对确诊急性心肌梗死的心肌标志物的精度要求很高,因此还需要努力改进心脏肌钙蛋白的测定手段,以提高敏感性和精确性,最终才能确定一个合适的 cTn 的正常值。医院如果采用试剂生产厂商标注的检验指标临界值来进行检测,这种做法显然并不完全合适。制订正常值或临界值时,需要与临床实践中病人的病程进展情况相结合,观察并且分析不同情况下病人血肌钙蛋白的浓度动态变化,才能确定一个合适而实用的数值。

在对急性心肌梗死(AMI)的病人进行溶栓治疗后,cTn可以对梗死心肌是否成功地恢复了血供进行判断。在静脉内注入溶栓药物开通闭塞的冠状动脉血管,是近年来常用的治疗方法,在治疗之后临床医师最关注的问题之一是如何判断闭塞的动脉是否恢复了血流灌注。梗死的心肌在恢复血流灌注后,cTnT 往往会出现两个血浓度高峰:第1个高峰出现在第1天,原因是闭塞的血管开通后,血流会进入损伤的心肌组织,将坏死组织释放但还没有进入血循化的 cTnT 冲入血液;第2个高峰发生在第4天,比前面的峰值要略小,此时测得的cTnT主要来自于 cTn 复合物中。这两个峰值的比例,有助于用来判断病人的梗死心肌是否出现了血流再灌注:如果第1峰值大于第2峰值,即比值大于1.0,往往说明梗死心肌成功地实现了血流再灌注。

检测心肌标志物
有哪些新进展

1999 年,欧洲心脏病学会(ESC)和美国心脏病学会(ACC)共同提出一个新的心肌梗死诊断标准,认为由于缺血原因引起的任何程度的心肌坏死都可以诊断为 MI。在对急性、进展性或新近发生的 MI 进行诊断时,建议检测 cTn、MYO 和 CK-MB 质量(CK-MBmass)来取代传统的心肌酶谱活性测定。ESC、ACC、美国心脏学会(AHA)、国际临床化学联合会(IFCC)和美国临床生化国家研究院(NACB)的专家强调:cTnI 与 cTnT 在检测心肌损伤时的临床价值相同;在使用各种心肌损伤标志物诊断心肌梗死时,应该考虑到每个指标各自的诊断"窗口期",也就是血中浓度升高的持续时间;各实验室在测定血中 cTn 的浓度时,应该根据受试者工作特征(ROC)曲线来选定合适的临界值或者正常值;cTn 的参考范围上限应该选择第 99 百分位点;在急诊检测心肌损伤的标志物时,应该尽量在 1 小时内得出报告。2002 年的 ACC/AHA 文件更有进一步的要求,建议心肌标志物的检测报告最好在半小时之内做出。

中华医学会检验分会于 2002 年制订了《心肌损伤标志物的应用准则》,建议在诊断急性心肌梗死时,把 cTnT 或cTnI作为心肌损伤的特异性标志物;CK-MB 活性测定由于在方法学上存在着一些不足,所以应该把 CK-MB 质量的测定数值作为替代;应该放弃传统的心肌酶谱测定,也就是说在诊断急性心肌梗死时,不再测定 LDH、AST 和 α - HBDH 等指标;实验室应该根据随到随检的原则,对心肌标志物进行检测;得出结果的时间应当小于 1 小时。

随着对于心肌标志物的研究工作和临床应用的深入，2004年，NACB起草了《急性冠状动脉综合征和心力衰竭生化标志物的实验室医学实践指南（草案）》，对原来的准则进行了修正和补充。这项实践指南提出，对于所有出现胸闷胸痛症状的病人，如果怀疑和急性心肌梗死有关系的，都应该立即测定心肌坏死的标志物。cTn具有高度的心肌特异性，是诊断急性心肌梗死的首选血清标志物。B型脑钠尿肽（BNP）、N末端B型钠尿肽原（NT-proBNP）和超敏C反应蛋白（hs-CRP）可以与cTn同时进行测定，用来对急性心肌梗死等急性冠状动脉综合征病人进行早期的危险度分层。在AMI病人的发病早期，就可以发现血浆BNP和NT-proBNP的浓度显著升高，并在24小时内达到峰值浓度。这两个参数的峰值浓度和梗死面积的大小密切相关，如果明显升高说明心肌梗死病人的死亡风险很大。通过检测NT-proBNP，可以检出可能发生心衰的高危病人，如果和cTn联合检测，则可以对病人的预后如何进行准确的判断。

2006年，中华医学会检验分会，卫生部全国临床检验标准委员会、卫生部临床检验中心和《中华检验医学杂志》编辑委员会共同制订了《冠状动脉疾病和心力衰竭时心脏标志物临床检测应用建议》。这个文件指出，cTn是目前诊断心肌损伤和心肌坏死时特异度最强和敏感度较高的标志物，对于心肌梗死的危险度分层也具有重要的临床应用价值；肌红蛋白（MYO）是发生心肌损伤后6小时内较好的早期标志物，它和测定CK-MB的质量一样，可以用来了解心肌梗死病程中有没有发生新的心肌梗死，或者梗死区域有没有扩大；缺血修饰白蛋白（IMA）是评价心肌缺血的较好标志物；髓过氧化物酶（MPO）、CD40配体（CD40L）、妊娠相关血浆蛋白A（PAPP-A）等在评价心肌缺血和急性冠状动脉综合征分层方面都有很好的诊断价值；hs-CRP 可用于急性冠状动脉综合征（ACS）诊断可能性较大的病人的危险度分层；BNP 或 NT-proBNP 是诊断心力衰竭的重要指标之一，如果根据临床表现，怀疑病人罹患的是急性心肌梗死或急性冠状动脉综合征，而心电图检查没有发现 ST 段抬高，可以进行 BNP 或 NT-proBNP 检查用来协助判断病人的病情危险程度。

急性心肌梗死为何要测定 C-反应蛋白（CRP）

C-反应蛋白（CRP）在肝脏组织里面合成，是一种急性期的反应蛋白，正常人血清中的含量非常低。在发生急性心肌梗死、炎症、创伤和肿瘤浸润时，CRP 的血清浓度会显著升高。在不稳定的冠状动脉粥样硬化斑块之中，往往含有大量的炎性细胞（包括单核细胞、巨噬细胞和淋巴细胞等等）浸润，这些炎性细胞在一定的条件下可以被激活，分泌出大量的蛋白酶或炎性因子使斑块破裂，让这些炎性细胞被释放出来，从而再刺激肝脏产生出 CRP。其实 CRP 不仅仅是血管炎症的标志物，而且它本身也会参与动脉粥样硬化的进展过程。如果血里面的 CRP 浓度增高，不仅反映了动脉本身具有内在性的炎症和组织损伤，而且 CRP 本身可以加快动脉粥样硬化斑块的发展速度，并可以增加冠状动脉发生突然阻塞的危险性。因此，血中的 CRP 浓度升高，虽然对于急性心肌梗死病人来说，并不具备确诊的意义，但是在评估病人的发病风险，以及辅助诊断方面具有重要的价值。血中 CRP 的水平在急性心肌梗死（AMI）的发病早期，就可以出现异常增高，如果能够排除其他疾病，比如急

性炎症,CRP 水平升高的程度往往与 AMI 梗死面积的大小密切相关。由于在发生其他一些疾病状态时,也可以发现血中的 CRP 浓度升高,因此如果单纯地测定 CRP 来诊断急性心肌梗死的话,检查的特异性是不够高的,如果把它和其他的心肌标志物放在一起联合检测,就可以增加诊断的可靠性。

还有哪些心肌标志物可用于诊断心肌梗死

① 脂肪酸结合蛋白:脂肪酸结合蛋白(FABP)FABP 是一个包括至少 6 种低分子量蛋白的家族,它能和脂肪酸结合,在肌细胞的脂肪代谢中起到了重要的作用。FABP 的分子量较小,广泛存在于哺乳动物的心、脑、肝和骨骼肌等组织的多种细胞内,含量非常丰富,可以占到细胞内可溶性蛋白总量的 3%~8%。目前的研究发现,有几种不同结构的 FABP 存在。人心脏型脂肪酸结合蛋白(H-FABP)是一种含有 132 个氨基酸的可溶性蛋白质,性能和肌红蛋白很相似,但是分子量比较低,只有 15kD,在心肌损害时容易通过细胞膜,释放进入血循环,因此可以作为反映心肌受损的标志物。H-FABP 在心肌组织内的含量要比骨骼肌组织中的含量高 10 倍。在 AMI 发病时,病人胸痛发作 1~1.5 小时后血中就可以检测到 FABP,在发病后 20 小时血中的 FABP 就不能测到。因此,在诊断早期 AMI 时,FABP 的敏感性要远高于 Mb、cTn 和 CK-MB,对尽早诊断和及时治疗 AMI 具有重要的意义,然而研究也表明,这几种指标在诊断的特异性方面并没有明显的差异。早在 20 世纪 90 年代,国外就已经广泛地开展了检测这项心肌梗死标志物的工

作。目前,在国内也已经有医院开始将这个指标应用于临床工作中以早期诊断心肌梗死。

②　缺血修饰白蛋白:缺血修饰白蛋白(IMA)IMA是美国食品与药品管理局(FDA)批准的第一个用来评价心肌缺血的生化标志物。IMA检出心肌缺血的灵敏度非常高,对于低风险的病人可以用来进行辅助诊断,以排除急性心肌梗死。但是IMA的特异性并不是很高。比如有一些临床研究发现,在耐力运动(如马拉松)后立即测定血中IMA的浓度,可以发现并没有出现明显的升高,这就说明骨骼肌缺血时不会对血中的IMA水平产生影响。但是如果在结束运动24~48小时后再次进行测量,会发现血中IMA的浓度显著升高,出现这种现象的原因可能是由于胃肠道缺血的缘故。因此,如果发现血中IMA的浓度增加,并不能说明一定发生了急性心肌梗死,而是需要与其他的诊断手段结合才能避免误诊。

③　髓过氧化物酶:髓过氧化物酶(MPO):MPO是一种分子量为140KD的血色素蛋白,有促进炎症反应、加重动脉粥样硬化进展等作用,对粥样斑块的稳定性可能会产生不利的影响。MPO能通过增大氧化应激反应引发斑块破裂,继发形成血栓阻塞冠状动脉血管,从而引起急性心肌梗死。MPO是一种新的预测急性心肌梗死的炎症标志物,它的表达和活性升高可能是急性心肌梗死发病和发展的重要原因。因此,美国食品与药品管理局(FDA)于2005年3月批准了测定血液中MPO活性的检验方法,以便用来预测冠心病病人近期内发生急性心肌梗死等严重心脏疾病的风险。

心肌标志物升高还可常见于哪些疾病

① 肾脏疾病:冠心病是晚期肾病病人死亡的主要原因之一,大概可以占到肾脏病人病死原因的40%。在晚期肾脏疾病合并冠心病的病人中间,大约有25%的病人会发生心肌梗死。由于两种疾病常常同时合并存在,因此当血清中的 cTnT 或 cTnI 升高时,必须进行鉴别到底是发生了心肌梗死,还是仅仅可以用肾脏疾病本身的原因来解释。晚期肾脏病病人可以观察到 cTnT 升高,可能的原因有下面几点:a. 检测方法的交叉反应。b. cTnT 在骨骼肌中的重表达。c. 存在着微小量的心肌组织损伤。现在采用的检测方法是第二代 cTnT 分析法,不会因为 cTnT 在晚期肾脏病病人骨骼肌中的重表达而产生假阳性,这样就排除了检测方法的交叉反应。有一些临床研究的结果认为,如果在晚期肾脏病病人中间观察到血清 cTnT 升高,可能是因为他们同时存在着一定程度的心肌组织损伤。此外,这些病人肾小球滤过率下降,导致心肌标志物发生清除障碍,也可能是血中心肌标志物升高的另一个原因。

② 骨骼肌损伤:心肌和骨骼肌细胞的关系比较密切。在胚胎期,这两种肌肉细胞的基因表达有很多相同的地方,直到胚胎最终成长为胎儿时才会出现表达的不同,从而变成两种形状不同的细胞。因此,如果病人同时也存在骨骼肌损伤,如何判断血中心肌损伤标志物的升高是什么病因引起的,非常令人关注。由于现在应用的第二代 cTnT 的分析法,已经排除了检测方法的交叉反应,因此 cTn 可以作为骨骼肌损伤病人的较好的心肌损伤标志物。此外,甲状腺

功能减退可以引起胆固醇的升高,使病人容易罹患动脉粥样硬化性疾病,甚至冠心病。同时,甲状腺功能减退病人常有抽筋、肌痛等和骨骼肌损伤有关的临床表现。这类病人的血清 CK 和 CK-MB 都会有不同程度的增高,这时如果要鉴别是心肌损伤还是骨骼肌损伤,就需要选择 cTn 这个非常好的特异性很高的指标。

肌红蛋白(MYO)、CK-MB 和 cTn 联合检测对诊断心肌梗死有哪些价值

MYO, CK-MB 和 cTn 三项指标检测结果的临床分析

举别	Myo	CK MB	cTn	临床意义
1	增高	增高	增高	诊断急性心肌梗死(AMI)
2	增高	正常	增高	诊断急性心肌梗死(AMI)
3	增高	正常	正常	早期 AMI 可能、骨骼肌损伤
4	增高	增高	正常	过去 12 小时内心肌细胞有坏死
5	正常	增高	增高	过去 12 小时内心肌细胞有坏死
6	正常	正常	增高	过去 12~26 小时可能有 AMI
7	正常	增高	正常	心肌或骨骼肌损伤,可能有 AMI
8	正常	正常	正常	排除急性心肌梗死(AMI)

心肌标志物能进行床旁检测吗

如果能研究出更快速而准确的检验方法,就有可能改善急性心肌梗死的早期诊断。传统的中央实验室检测

（CLT）心肌标志物时通常花的时间会很长（需要几个小时，甚至几天的时间），而且需要笨重的仪器和较多的实验人员。相比而言，床旁检测（POCT）具有 CLT 无可比拟的优越性。POCT 是指在病人身旁或者床旁进行的检验方法，具有检测周期短、所需的血样量少、仪器轻便易于携带、操作简单、使用方便、结果准确等优点。近些年来，用 POCT 取代 CLT 将成为越来越普遍的趋势，有越来越多的检测心肌标志物的 POCT 仪器已经被开发，并逐渐投入到临床工作中去。除了不断探索新的生化标志物之外，POCT 的开发和应用也为 AMI 的快速诊断提供了新的有效途径。这种检测手段可以在病人身边的任何地方（如救护车、急诊室、冠心病监护室或胸痛中心）进行，操作简便，几分钟到十几分钟内就可以显示出结果，这样就能很方便而及时地明确或排除诊断和采取治疗措施。目前，市场上已经有一些 POCT 仪器，可以定性或定量地检测血液中的肌红蛋白、CK-MB 和 cTnI、cTnT。德国 Dade Behring 公司生产的 Stratus CS cTnI 检测系统，是第一个达到了美国心脏病学会（ACC）和美国心脏协会（AHA）检测 cTn 严格标准要求的心肌肌钙蛋白检测系统。而美国 Biosite 公司生产的 Triage 心脏检测系统，不仅能检测常规的血清心肌标志物脑，还可以检测与心脏疾病相关的其他生化标志物，比如 B 型脑钠尿肽（BNP）和 D－二聚体等。

与 CLT 检测相比，床旁检测心肌标志物的优点很多。最重要的一点是检测周期大大缩短。如果能显著地缩短检测周期，对于急性心肌梗死的早期诊断和及时治疗非常重要，因为诊断是否发生了心肌梗死、判断是否再次发生了梗死、如何评价血流再灌注成功与否，以及怎样选择治疗手段等临床策略，都要求严格而准确地判断各个时间点，在最短的时间内作出决定。也正因为如此，美国 ACC/AHA 建议实验室检测心肌标志物的检测周期不要超过 60 分钟，完成的时间最好在 30 分钟以内。美国临床生化国家研究院（NACB）在 2004 年起草的《实验室医学操作指南》中建议，如果某些医疗机构不能把心肌标志物的检测周期控制在 1 小时以内，那就应该考虑采用 POCT 设备进行检测。

POCT 检测其实不仅可以大大地缩短检测的周期，也可以明显地减少病人在急诊部、重症监护室或医院的停留时间。这是因为如果采用 POCT 技术，分析样品的时间可以明显地缩短，而且分析样品前后的很多处理流程（如样品运输、离心以及数据分析）都被简化或者取消了。采用 POCT 技术的另外一个优势，是它的经济效益比较好。虽然在单次使用 POCT 时，检测费用可能会高于 CLT，但是在广泛采用 POCT 技术之后，能够减少实验室仪器的消耗和检验人员的成本，缩短病人的住院时间，并能使病人得到快速而合适的治疗，从而可以显著降低医疗费用的总体支出，因此具有非常高的性价比。另外，病人的满意度也会得到明显的提升，这是 POCT 技术另外一个不可忽视的优点。

POCT 检测技术发展非常迅速，现在正逐渐被越来越多的医院和病人所接受，但是这项技术在分析的灵敏度和精确度、检测方法的标准化，以及为新的生化标志物开发新的 POCT 仪器等方面仍然面临着很多困难和挑战。现在的医学临床工作中，迫切需要研究开发针对新的早期生化标志物，如心脏型脂肪酸结合蛋白（H-FABP）、缺血修饰白蛋白（IMA）、髓过氧化物酶（MPO）和可溶性 CD40 配体（sCD40L）的 POCT 系统。因为一旦发生心肌梗死，这些指标比目前常用的心肌坏死标志物，如肌钙蛋白、CK-MB

等在血中的浓度升高得更早,灵敏度更高,检验结果更可靠。采取血样后马上进行快速检测,能够尽早地确诊心肌梗死并使病人得到及时治疗,以避免病人错失治疗时机或发生严重的并发症。

急性心肌梗死病人测定 BNP 有哪些价值

BNP 是心肌细胞分泌的一种神经激素,1988 年首先由日本学者从猪脑中分离纯化后发现。后来有研究者证实,心室肌细胞是主要合成脑钠尿肽(BNP)的细胞。人类的 BNP 基因定位于 1 号染色体的短臂末端,编码的蛋白是具有 134 个氨基酸的 BNP 原前体(preproBNP)。PreproBNP 在合成之后,经过去除 26 个氨基酸组成的信号肽,就转变成为 108 个氨基酸组成的 BNP 原(proBNP)。ProBNP 在心肌细胞的分泌颗粒中储存。当心室的容量负荷或压力负荷过重时,proBNP 就会被释放进入血液,随后很快被丝氨酸蛋白水解酶分解成含 32 个氨基酸的有活性的 BNP,以及 76 个氨基酸组成的无活性的氨基末端 BNP 原(NT-proBNP)。

在多种多样的生理或病理刺激下,包括运动、缺血、缺氧、室壁压力增加和心房心室的扩张等,都可以引起 BNP 的释放。影响 BNP 分泌的关键因素,是心室负荷及室壁张力的改变。随着心室负荷的增加,BNP 的信使核糖核酸(mRNA)水平表达和 BNP 合成量会在几个小时内迅速增加,因此这个指标可以用来判断是否存在左心室的功能障碍。BNP 与脑钠肽受体 A(NPR-A)结合后,可以激活鸟苷酸环化酶,使细胞内环磷酸鸟苷(cGMP)的生成增加。

cGMP 作为细胞内部的第二信使,可以引发一系列的生理效应和病理效应。

BNP 可以增加肾小球的滤过率,并且抑制肾小管对钠的重吸收,这样就可以产生排钠利尿的效应,参与调节人体水和电解质的平衡,减少容量负荷;同时 BNP 可以扩张血管,降低体循环的血管阻力。BNP 通过舒张血管平滑肌,能够扩张动脉和静脉,使血压下降,这样就可以减轻心室的前后负荷。BNP 能够发挥中枢和外周交感神经的抑制效应,即使在心脏充盈期血压下降时,仍然可以抑制心肌交感神经的活性。BNP 也可以抑制肾素 – 血管紧张素 – 醛固酮系统(RAAS)。BNP 对心肌细胞有直接的脂肪分解作用,可以对抗血管组织的增生和纤维化。BNP 也具有一定的抑制心肌细胞肥大和防止左心室重构的作用。也有学者认为,BNP 可以参与凝血系统和纤溶系统的调节,能够抑制血小板的活性,在内皮细胞损伤时,可以起到一定的保护作用。

在急性心肌梗死发病之后,BNP 的分泌有两个高峰浓度。在发生心肌梗死后 6 小时,可以观察到血中 BNP 的浓度会逐渐明显升高,并在发病后的 16~20 小时达到第一个峰值,而在发病后的第 5 天达到第二个峰值。此后,BNP 的血浓度会逐渐下降,但在心肌梗死发病后的第 4 周仍然会明显高于没有发生过心肌梗死的病人。BNP 的血浓度在急性心肌梗死后明显升高的现象,实际上是对急性组织损伤产生的急性期反应。科学家们已经发现,在心肌梗死发病后分泌 BNP 的细胞,主要是来自于梗死区域与非梗死区域的交界处,以及梗死区存活的缺血损伤的心肌组织之中。急性心肌梗死(AMI)发病后,BNP 的分泌可以明显增加,这与心肌组织的缺血损伤以及局部室壁的机械张力增加有关。在发生 AMI 后,由于心室的收缩及舒张功能迅速下降,使容量负荷显得相对过重,并且可能发生心室梗死的扩展,这样的后果就会使心室受到明显的牵张,再加上梗死心肌以及周围心肌处于缺血状态,上述种种原因就会诱导心室肌快速地表达 BNP 的基因,使得血浆中 BNP 的浓度水平显著地升高。而在发生心肌梗死后一段时间,发生心室重构之后,心肌细胞会受到更大的室壁机械张力的影响,所分泌的 BNP 数量将增加得更为明显,而且会更加亢进。

BNP 是判断左心室收缩功能不全的一个重要的诊断指标。BNP 主要由左心室的心肌细胞合成和分泌,在左室壁张力升高时分泌就会增加,它的血浓度和左室功能不良的严重程度呈正比关系。同时 BNP 可以准确地反映梗死心肌局部的室壁张力变化,能够预测今后是否会发生左室重构。由于早期左室重构的临床表现并不是非常明显,超声心动图上也未必有非常特征性的表现,因此测定并随访血浆的 BNP 浓度,就在判断左室重构是否存在或者如何进展等方面具有了重要的价值。BNP 的分泌与 BNP 的 mRNA 的表达主要集中在梗死区与非梗死区交界的边缘地带,是因为这个区域的室壁机械张力最大。因此,BNP 可准确地反映梗死心肌局部的室壁张力的变化。心室壁张力的大小又受到心肌梗死面积大小和左心室形态变化等因素的影响,所以 BNP 浓度越高,则提示心肌梗死的面积可能越大。BNP 浓度升高是对 AMI 病人进行危险度分层的一个重要依据,无论对于 ST 段抬高型还是非 ST 段抬高型的 AMI 病人,BNP 越高,病人的病死率就会越高,因此可以作为心肌梗死后危险度分层的可靠筛选指标。BNP 也是预测心肌梗死后病人死亡风险的独立危险指标,是评估 AMI 预后最好的血清标记物之一。

心超可以诊断心肌梗死吗

如果对急性心肌梗死病人进行心脏超声的检查,就可以判定发生心肌梗死的所在部位和心肌坏死的范围大小,同时可以评价病人的心脏功能,从而判断病人的预后是好是坏。许多临床和动物的研究均证明,在急性心肌梗死的早期,就应该及时检查超声心动图,这样就能够评估病人的心功能情况,而心功能好坏是病人发生严重并发症风险的重要预测因子。超声心动图检查具有无创、安全、方便、低价、可反复检查等很多优点。如果在做心脏超声检查时,发现病人新出现了心脏室壁节段性的收缩运动减弱或消失,而其他部位的收缩运动相对增强,那么诊断急性心肌梗死的可能性就变得相当大,并且可以根据这些心脏的超声表现来判断心肌梗死的部位及范围。此外,心超检查也可以用来帮助观察心肌梗死病人心脏的收缩和舒张功能状况,以判断是否发生了心肌梗死的机械并发症,以及并发症的严重程度如何。

心超有哪些新技术
可以协助诊断心肌梗死

① 心肌声学造影:心肌声学造影检查可以反映心肌组织的血流灌注程度。现在研究人员新开发了一些心肌声学显影剂,这些药物的物理性质类似于红细胞,因此在静脉注射之后,能通过血液循环方便地进入心肌组织的微血管,可以用来评价心肌微循环的完整性如何,是否存在生理与病理的变化。心肌声学造影与各种新的超声显像技术结合在

一起，可以同时观察心肌灌注以及心室壁运动的变化情况。

如果急性心肌梗死病人合并有左束支阻滞、预激综合征等心电图异常时，这些心电图表现可能会干扰心肌梗死的心电图图形变化，此时仅仅根据病人的心电图来明确诊断心肌梗死，存在着一定的困难。如果遇到了这种情况，立即在病人的床旁做心肌声学造影检查，就有可能根据所观察到的图像信息，迅速地判断病人心脏有没有出现异常的血流灌注，从而帮助确立心肌梗死的诊断。

当某一支冠状动脉发生阻塞时，它所支配的心肌组织就失去了血流供应，在心肌声学造影时可以观察到心肌的影像看上去比较稀疏或者存在缺损。可以根据这些异常的图像表现，来测定心肌的缺血区域面积。心肌声学造影可以通过评价急性心肌梗死风险区域的残余血流水平，计算发生心肌梗死的最终面积有多大，从而可以进一步估计心肌梗死的病人发生严重并发症的风险，以帮助给不同的病人制订各自合适的治疗方案。

② 组织多普勒成像：这项技术能够定性、定量地分析不同部位的心室壁在心动周期中不同时间段的运动速度情况，并且通过对心肌节段的仔细分析，把不同运动速度的心肌组织区分出来。当心肌组织发生缺血时，心肌的超声脉冲多普勒信号峰值强度及变化幅度都会减低，这时候如果结合心肌超声造影就可以鉴别出哪些是缺血的心肌组织，哪些是已经发生梗死的心肌组织。如果在做二维超声心动图检查时，发现病人出现了某些节段心室壁的运动减弱或消失，也就是发现了某些缺血的心肌节段，那么就可以采用组织多普勒成像技术来分析病人心肌的运动方向、室壁厚度、色彩强弱和心动时相，从而判断这个心肌缺血的区域是否有存活的心肌细胞。

怎样用"实时三维超声心动图"诊断心肌梗死

实时三维超声心动图是近些年来心动超声技术的又一个重要的进展。这种检查方法融合了3种非常先进的技术,也就是超矩阵探头,高通量的数据处理系统以及三维空间定位系统。在做实时三维超声心动图检查时,采用的仍然是经胸的超声探头,属于无创性检查,操作相对比较简便,检查所花的时间比较少,准确性也比较高。

实时三维超声心动图对于急性心肌梗死并发症的诊断价值,明显优于传统的二维超声心动图。采用这种检查手段,可以清楚地显示室壁瘤所在的部位、形态、大小,以及和左心室腔之间的关系,同时也可以清楚地显示室间隔穿孔的位置和左右心室的分流情况,根据这些检查结果可以帮助心导管定位进行治疗。还可以对于心室腔内尤其是心尖部的血栓进行准确的判断,正确率可达90%以上,并且可以清晰地将左心室心尖部的血栓和非左心室心尖部血栓鉴别开来。在发生急性心肌梗死时,进行实时三维超声心动图检查,可以对左心室室壁的表面结构和收缩活动进行观察和测量,这样就可以评估心肌梗死的面积,并且可以对药物、介入或手术治疗的效果进行评判。

何谓超声心动图负荷试验

超声心动图负荷试验已经有几十年的历史了,从应用于临床实践的早期开始,就已经被采纳于冠心病诊断的多个方面,包括对于胸痛原因的鉴别,对于冠状动脉病变部位、狭窄严重程度的判断,急性心肌梗死病人发生严重并发症的风险大小评估,在缺血心肌组织中对于存活心肌的检出,接受介入手术或冠状动脉搭桥手术等血管重建治疗的病人的随访等等。

超声心动图负荷试验采用的负荷方法分为两大类,即非药物负荷的方法和药物负荷的方法。非药物负荷的方法分为运动负荷试验(踏车运动、平板运动等)和非运动负荷试验(冷加压、食管调搏、心房调搏等)。药物负荷的方法又分为扩张冠状动脉的药物(乙酰胆碱、硝酸甘油、腺苷等)和拟交感兴奋剂类药物(多巴胺、异丙肾上腺素、多巴酚丁胺等)。运动负荷试验应用比较多的是踏车试验,观察病人在运动后可不可以诱发出心肌缺血,在超声心动图上有没有出现相应的变化。运动负荷试验比较接近于病人的日常活动,但是有些病人由于年纪比较大、身体状况不佳等种种原因,可能无法完成试验所要求达到的运动量,这时候可以采用药物负荷试验来进行检查。药物负荷试验中应用最多的是多巴酚丁胺负荷试验。

超声心动图负荷试验和其他的超声新技术相结合,还可以从多个角度对心脏的病变进行分析,以提高诊断的效率和准确性。例如这项技术和心肌声学造影结合,可以同时观察心肌局部的运动能力的变化,以及心肌组织局部微循环灌注情况,从这两个方面来综合判断病人是否存在心肌缺血或心肌梗死。

怎样用单光子发射计算机断层仪(SPECT)诊断心肌梗死

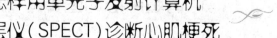

在冠心病病人发生急性心肌梗死时,如果能及时地做SPECT检查,就能进一步证实心肌梗死的诊断,并且能够

准确地判断心肌梗死的部位在哪片心肌,心肌梗死的范围是大还是小,病情的严重程度怎么样等等问题,还可以对临床上比较难以确立诊断的心肌梗死病人,比如无 Q 波的心肌梗死以及症状不典型的心肌梗死病人进行明确诊断。当急性心肌梗死的病人胸闷胸痛的症状不典型时,接诊的医生只能根据心电图、血清心肌标志物等辅助检查来进行判断,如果病人刚开始做的心电图变化不明显,心肌标志物还没有开始升高,那就需要继续随访这些检查进行动态观察,这样的话最后确立诊断的时间可能会长达好几个小时。那么在这种情况下即使最后成功地确诊了心肌梗死,也有可能会失去积极治疗的最佳时机。这时候如果对存在诊断疑惑的病人进行 SPECT 心肌灌注显像检查,那么就可能使这些症状不典型的、给诊断造成疑惑或困难的急性心肌梗死病人得到及时的治疗。

SPECT 用来诊断冠心病,准确性是非常高的。从临床上说,冠状动脉造影是冠心病诊断的"金标准",和这个诊断性的检查相比,^{99m}Tc–MIBI(^{99m}锝标记甲氧基异丁基异腈)心肌灌注显像对于 AMI 的确诊率可以达到 91%;而 ^{201}铊(^{201}Ti)心肌灌注显像的确诊率也可以达到 85%。假设一个具有典型胸痛的病人来到急诊,医生已经怀疑是急性心肌梗死了,如果马上进行 SPECT 检查,可能很快就能对急性心肌梗死做出准确的诊断。如果有一个近期出现过胸痛、但是不能确定是否发生过心肌梗死的病人,那么对他同时采用 ^{99m}Tc-MIBI 和碘标记的游离脂肪酸(^{123}I-BMIPP)心肌血流灌注显像技术进行检查,还可以判断这个病人以前发生过亚急性心肌梗死,还是有过陈旧性的心肌梗死。

如果一个病人已经确诊为了冠心病,正在准备接受冠状动脉介入治疗,那么他梗死心肌面积的大小、病情严重程度如何以及心功能状态的好坏,都会直接影响介入手术的疗效到底会怎么样。而对于一个将要对这个病人进行手术的介入医生来说,也需要在手术前尽可能地详细了解上述参数,从而准确地评估手术的风险大小和手术的效果好不好。根据目前的一些研究结果,静息状态下的左室射血分数(LVEF)值是判断心肌梗死病人预后好坏的最可靠的指标,而 LVEF 值可以通过 SPECT 来进行测量。在一般情况下,当 LVEF 小于 30% 时,病人在心肌梗死发病的 1 年之内,发生的病死率可能达到 9.8%;而当 LVEF 大于 30% 时,病人在发病 1 年之内的病死率仅仅只有 1.2%。当 AMI 病人在发病之后 2 周左右,病情比较稳定,准备出院继续接受药物治疗时,可以对他进行亚极量运动的 ^{99m}Tc - MIBI 显像检查。检查结果会显示心肌组织中的可逆性影像缺损的节段数有多少,统计这些数据可以准确地预测,这个病人今后发生心脏性死亡的可能性有多大。通过这些检查,就可以对心肌梗死病人的病情进行危险度分层,判断病人今后发生严重并发症的风险是高危、中危还是低危。

室壁瘤是心肌梗死病人最严重的并发症之一,真性室壁瘤大部分发生在左心室的前壁和左心室的心尖部位。如果进行影像学检查,可以看到在发生心肌梗死的局部心肌组织,室壁的心肌已经丧失了运动能力。在通常情况下,如果从心肌的整体运动角度来进行观察,可以看到这部分心肌和正常心肌组织的运动方向相反。在进行 SPECT 振幅显像时,可以看到室壁瘤的部位无论是收缩还是舒张的振幅都会明显下降,时相明显发生了延迟,在相位直方图上的心室峰与心房峰之间会出现一个非常具有特征性的异常的"室壁瘤峰"。那么如果对病人进行 SPECT 心肌灌注显像,就可以发现在室壁瘤的部位里面看不到核素的分布,这种现象被称为"黑洞征",用这种检查方法诊断室壁瘤的准确率可以达到98%。

在已经发生心肌梗死的病人接受冠状动脉介入治疗之后,可以进行 SPECT 心肌灌注显像检查。这种检查可以反映在手术前后,病人心肌灌注的缺损有多大程度的改善,检查结果也就提示通过冠状动脉介入治疗,所挽救的缺血心肌数量究竟有多少。采用门控 ^{99m}Tc – MIBI 心肌灌注显像技术,是通过检测介入治疗后心功能的改善程度,来判断治疗的效果好坏如何。一般情况下,冬眠心肌在恢复正常的血流灌注之后,会随着缺血缺氧状况的迅速改善,在比较短的时间内迅速恢复收缩功能;而顿抑心肌则要慢一点,在血流供应改善后,需要经过大概几个星期的时间才能恢复收缩功能。因此,如果要判断发生顿抑的心肌组织是否已经恢复了收缩功能,最好在介入手术之后经过 2~4 个星期,再进行心脏核素显像来判断才比较可靠。

如果病人在介入治疗后一直都没有感觉到明显的不舒服,那么在随访做检查时可以不常规采用心脏核素显像。如果病人在随访过程中,出现了可能和心肌缺血有关的胸闷胸痛等症状,或采用了其他检查提示存在有心肌缺血,那就应该建议他做核素心肌灌注显像检查,以便进一步明确诊断。如果在进行放射性核素心肌显像检查时,发现了病人的心肌组织存在血流再灌注的缺损,这时候应该考虑两个常见的病因,即冠状动脉出现了再狭窄或者病人再次发生了心肌梗死。如果在给病人做心肌核素检查时,发现原来病变部位的缺血范围发生了扩大,那就应该考虑诊断冠状动脉出现了再狭窄;如果在放射性核素检查的图像上,观察到新出现了缺血性灌注缺损区,也就是说出现了和原来的位置不同的缺血性灌注缺损区,那就应该高度怀疑病人再次发生了心肌梗死。因此,通过心脏放射性核素显像,可以把这两种比较常见的病因进行准确的鉴别，这样医生就可以对病人的病情就作出准确的判断，从而及时地采取不同的临床处理措施。

怎样通过 PET 心肌显像判断缺血心肌细胞的活性

正电子发射计算机断层显像（PET）检查，目前主要是用来诊断全身的恶性肿瘤，也可以用来对神经系统的病变进行诊断并分期，此外还可以用来判断冠心病病人在心肌梗死的部位，是否有存活心肌存在。随着冠心病治疗手段的进展，以及新技术的采用，如果能采用无创而便捷的检查方法，将缺血心肌组织中的存活心肌准确地鉴别出来，那么对于判断病人的治疗效果和预后好坏都有着极其重要的意义。核素心肌显像能够准确地评估病人的存活心肌和梗死心肌的范围，而 ^{18}F 标记的脱氧葡萄糖 PET 心肌显像，是公认的判断心肌细胞活性的"金标准"。

用 PET 来评价心肌的血流状况有一些优点。做 PET 检查时所使用的示踪剂，半衰期一般都很短，因此不仅辐射剂量很低，而且短时间内可以用来重复检查。如果病人进行了单光子发射型计算机断层（SPECT）灌注显像检查后，仍然不能明确诊断是否发生了心肌梗死，那么再检查 PET 心肌灌注显像就有助于进行诊断明确。通过评估缺血的心肌组织局部的血流情况是否充足，可以判断在这个区域是否有心肌细胞存活。如果血流是充足的，即使发现局部的心肌组织有收缩功能的下降，也考虑这个缺血的区域中存在虽然有功能障碍但是存活的心肌细胞，比如说顿抑心肌；如果发现这个区域出现了低于 0.25 毫升/分的严重低灌注血流时，那么应该考虑这个区域已经没有存活心肌了。如

ZHUANJIA ZHENZHI XINJIGENGSI

082

果缺血的心肌组织的血流灌注属于中间状态，也就是说组织接受的血流供应是中等程度的减少，那么就可能有多种原因。一种原因，可能是在心内膜下同时存在着坏死心肌和正常心肌；另一种原因则可能是这个区域存在着冬眠心肌。由于在缺血的心肌组织中，可能同时存在着可以恢复和不可以恢复的功能障碍的心肌组织，两种组织会相互重叠、交错分布，因此仅仅根据血流情况来评价心肌活性也并不是完全可靠的，而是需要同时进行 PET 心肌代谢显像来进行补充。

在进行心脏核素显像时，需要把血糖进行标准化。如果让病人在检查前口服烟酸类的降脂药物，例如阿西莫司（乐脂平）等，就可以在血糖没有发生明显变化的情况下，降低血中游离脂肪酸的浓度，从而增加心肌对示踪剂的摄取，这样就能明显地提高所显示图像的质量。上面这种方法，是目前临床中较为常用的提高图像质量的手段。但是无论是医生还是病人都应该注意到，在服用烟酸类药物时，可能会使病人产生一些不舒服的感觉，比如扩血管反应等，可以表现为感觉温热，皮肤发红（特别是在脸部和颈部），头痛等。

怎样使用多层螺旋 CT（MSCT）检查评价缺血 组织心肌细胞的活性

多层螺旋 CT 是近年来发展起来的 CT 新技术。和传统的 CT 检查相比，MSCT 的空间分辨率和时间分辨率都有了很大的提高，因此在对冠心病病人进行检查时，可以充分地评估他们缺血心肌的血流灌注情况和心肌细胞的活性情况等指标。MSCT 采用的是多排图像采集技术，这种技术是建立在螺旋扫描的基础上的,因此相比传统的 CT 检查而言,可以分辨出更加微小的物体。目前应用的 64 排螺旋 CT 可以分辨最小到 0.5 毫米 ×0.5 毫米 ×0.5 毫米的物体。这种非常高的空间分辨率,可以把心脏组织中一些非常微小的病变显示出来。在做传统的 CT 检查时,有时候会要求病人做长时间地憋气动作,这样就可能会引起心率和呼吸的波动,从而影响图像质量。如果在做 CT 检查时采用回顾性心电触发门控技术,就可以在仅仅一次呼吸的短短时间里面完成图像采集,从而大大地提高检查的成功率。采用这种技术,即使病人病重体弱或者是高龄老人,也可以让他们在较短的检查时间内配合完成扫描检查。

在缺血的心肌组织中,存活下来的心肌组织在做影像学检查时,可以表现为心肌血流的灌注减少。但是这些存活的心肌细胞的代谢活动仍然是存在的,它们的细胞膜仍然是保持完整的。而心肌细胞一旦发生了坏死,那么它的各种代谢活动都会停止,细胞膜也就不能保持完整了。在 CT 检查扫描坏死的心肌组织时,可以出现"坏死心肌强化"的现象,往往表现为正常的心肌组织和缺血组织间存在着造影剂浓度的差异,而在延迟图像中,坏死心肌的造影剂密度会比正常的心肌组织明显增高。这可能是因为坏死心肌组织或者瘢痕组织的细胞间隙增大,引起造影剂流入/流出的时间常数延长的缘故。

心脏 MSCT 可以用来评价在缺血的心肌组织中是否存在存活的心肌细胞,检查的方法主要是采用延迟对比增强成像。这种方法可以直接显示心肌的血流灌注情况和梗死心肌的面积大小。有医学研究表明,在发生梗死的心肌组织中,心肌功能恢复的程度,与发生坏死的心肌占室壁厚度的比例密切相关。如果心肌梗死后做 CT 检查发现,心肌组织延迟强化的透壁程度,也就是坏死心肌占室壁厚度的比例大于75%,那么在这时候即使进行了积极的导管介入或药物治疗开通了闭塞的血管,病人的缺血心肌组织完全恢复原来的运动能力的可能性仍然比较小,也就是说治疗的效果会比较差。采用心肌延迟增强技术进行 MSCT 检查,可以准确地判断病人心肌梗死的面积,也可以用来判断对于 AMI 病人的治疗效果怎样,以及未来发生严重并发症的风险如何。

2006 年进行的一项科学研究发现,位于梗死区边缘的心肌组织的血流灌注的时间基本上和正常心肌一样,但血流排出的速度会明显地减慢;而在梗死心肌区域的核心部分,无论是血流灌注还是血流排出的速度都会比正常情况下明显减慢。

在做 MSCT 检查时,通常在刚开始30~60 秒时进行第一次扫描,这时候造影剂会随着血流灌注进入正常心肌和梗死边缘的组织,但是还没有进入发生心肌梗死的核心区域,所以在梗死区域看不到造影剂。这样与正常心肌比较时,梗死区域就会出现"早期灌注缺损"的现象。由于梗死区域边缘的血流灌注速度比正常心肌要稍微慢一点,所以造影剂在进入这个区域时会比正常的心肌组织有所延迟,如果在这时候估测发生心肌坏死的范围或面积,会比实际的数值要大一点。随着时间的推移,发生心肌梗死的核心区域也可以观察到血流灌注和造影剂的流入,这时候 CT 显示的梗死面积就会和实际的梗死面积比较接近了;由于梗死的核心区域造影剂的流入和排空时间都会比正常心肌延长,如果在这时候进行延迟扫描,可以在图像上发现这个区域的血流灌注得到了改善。如果在梗死区域的核心部分的心肌细胞已经完全坏死了,没有任何血液循环,CT 检查时就可以表现为"残余灌注缺损"的现象。

应用 MSCT 检查来评价心脏的病变,有以下的优点:a. 由于流动的血液、功能正常的心肌组织以及功能异常的心肌组织的 CT 值各不相同,所以能够通过 MSCT 清楚地区分这些组织,这样就可以非常精确地评价发生心肌梗死的面积究竟有多大。b. MSCT 的扫描层厚度非常薄,可以达到 0.5 毫米,能够分辨非常微小的病变,在通过轴向的连续扫描之后,还可以记录下许多图像,如果通过电脑软件把这些记录下来的图像进行三维重建,就能直观形象地反映心肌组织的血液灌注情况。c. 只要仅仅完成一次检查,就可以全面地观察冠状动脉是否存在狭窄或闭塞、心肌的运动和功能如何以及梗死心肌的范围大小等多种数据资料,从而对心脏的整体功能情况进行判断。

应用心脏 MSCT 检查来评价心肌的病变也存在一些缺点。首先,在有些情况下会过高地估计急性心肌梗死病人心肌坏死的范围。有医学文献报道说,在应用 MSCT 对急性心肌梗死的病人进行随访检查的过程中,会发现随着时间的推移,后来检测到的心肌梗死面积会比刚开始检测到的心肌梗死面积有所减小。为什么会发生这种情况呢?可能是在心肌梗死的急性发病期间,病人的梗死心肌组织周围存在组织细胞的水肿情况,在用 MSCT 检查并进行图像分析时可能会混淆水肿细胞和坏死细胞,从而把梗死组织周围的水肿组织也当作是坏死的心肌组织,这样就会高估实际心肌梗死的面积。其次,延迟扫描的方法可能会增加病人接受的放射线剂量,造成一些潜在的不良反应。再次,由于做 MSCT 检查时需要进行 CT 的增强扫描,也就是说需要静脉注射一定数量的造影剂,这样可能会使病人感觉到一些不舒服。

怎样通过双源 CT 来诊断冠心病

　　和一般的 CT 检查不一样,双源 CT 采用了两套数据采集系统,因此具有相当高的空间分辨率(0.4 毫米)和时间分辨率(小于 100 毫秒联合亚毫米),可以对冠状动脉血管内的各种病变进行准确的判断和仔细的分析。双源 CT 采用了电磁直接驱动的先进技术,大大缩短了 CT 扫描的时间,与 64 层 MSCT 相比,病人接受的放射线辐射剂量还可以下降 50%。在不同的电压条件下,双源 CT 采用的 2 个 X 线球管可以同时对心脏组织进行不同能量的扫描,这样就可以把不同的机休组织结构清楚地区分开来。

　　在进行双源 CT 检查时,所形成的图像能清楚地显示管径大于等于 1.5 毫米的血管,这种粗细的血管不仅包括了冠状动脉的主要大分支,还包括了冠状动脉的 2~3 级分支血管,因此在大多数情况下双源 CT 都可以准确地判断冠状动脉的狭窄程度或是否存在闭塞情况。双源 CT 能够对于发生重度狭窄的冠状动脉进行准确的评价,如果和冠心病的诊断"金标准"冠状动脉造影结果相比较,符合的程度非常高。有国外大规模的医学研究结果显示,用双源 CT 来诊断冠状动脉的狭窄病变,具有很高的敏感性和特异性。

　　由于提高了时间分辨率,双源 CT 的影像质量明显比单源的 64 层 CT 要好。在做双源 CT 检查时,发生运动伪影的概率也要明显小于单源 64 层 MSCT 检查。血管的严重钙化会影响对冠状动脉狭窄程度的判断,但是在做双源 CT 检查时这种情况对于结果判断的影响,要明显小于对 MSCT 检查的影响。对于心跳比较快的病人,做单源 CT 检查时需要服用 β－受体阻滞剂控制心率，以提高图像质量，而在做双源 CT 扫描前则一般不需要服药控制心率。然而如果病人存在一些心律失常，比如频发早搏和房颤，还是会造成冠状动脉的运动伪影，从而影响 CT 检查对冠状动脉病变的准确评价。尽管如此有研究提示，房颤病人当中有九成以上在做双源 CT 时仍然可以获得满意的图像，也就是说仍然可以获得准确的检查结果。正因为具备这些优点，双源 CT 很有希望成为筛查冠心病的首选的无创检查方法。

近年来的一些研究证实，冠状动脉管腔里面易损斑块发生破裂，以及随之在局部形成的血栓阻塞了动脉管腔，是急性心肌梗死发病的最重要的机制。而发生病变的冠状动脉血管原来的狭窄程度是否严重，和今后是不是一定会发生心肌梗死未必直接有关。如果能够在病人身上及早地识别出易损斑块这种潜在的高危病变，就可以尽快地采取治疗措施进行干预，这样就有希望阻止病人发生急性心肌梗死。然而，目前在临床上还没有找到一种无创、有效而可靠的检测方法，能够早期而准确地识别出冠状动脉血管内存在的易损斑块。冠状动脉造影虽然是诊断冠心病的"金标准"，但是这种检查看到的主要是冠状动脉管腔的二维轮廓，并不能分辨清楚血管壁的细节结构特征，因此很难判断动脉局部粥样斑块的性质是稳定的还是易损的。而如果进行 CT 冠状动脉造影的话，可以根据不同的 CT 值把不同密度的粥样斑块进行分类，例如非钙化斑块、钙化斑块及混合斑块等等。但是由于不同类型的斑块（特别是脂质斑块与纤维斑块）的 CT 值差别不一定很大，因此这种根据 CT 值鉴别不同类型斑块的方法也有一定的局限性。从理论上说，双源 CT 由于具有独特的技术优势，应该能够比 MSCT

更好地识别易损斑块。未来临床研究的重点之一，将是如何通过技术发明和革新，进一步提高双源 CT 对易损斑块的识别能力，以提高冠心病诊断的准确程度。

如果在病人进行冠状动脉介入手术前，做一次冠状动脉的双源 CT 检查，就可以事先观察到病人冠状动脉的起源、走行、方向、病变部位和狭窄程度，并且可以进一步测量病变血管的直径和长度，这样介入医生就可以在术前就了解到冠状动脉可能存在的解剖变异和血管病变特点，并对手术的难易程度做好心理准备，同时可以事先选择好合适的介入手术器材，以便及时有效地进行介入治疗。

对于已经接受了冠状动脉介入治疗手术的病人，也可以通过双源 CT 检查来进行随访，以了解治疗的效果好不好。双源 CT 检查可以根据冠状动脉支架里面造影剂的充盈程度，以及支架远端的开放情况，准确地判断冠状动脉支架手术的疗效。双源 CT 能够观察的指标包括：支架的位置、形态是否正常，在支架内是否发生了再狭窄，再狭窄的程度有多少，发生再狭窄的部位如何定位等。对于直径大于等于 3.5 毫米的支架内病变，双源 CT 检查能够准确判断的比例几乎可以达到 100％，而对于直径小于或等于 2.75 毫米的支架内病变，双源 CT 检查能够准确判断的能力有所下降。

在对冠心病病人进行冠状动脉搭桥手术后，桥血管（尤其是在与冠状动脉血管连接的吻合口处）可能会发生狭窄或者闭塞。在一般情况下，乳内动脉移植血管在进行手术移植后 10 年发生闭塞的概率是 10％，而静脉桥血管在手术后 10 年发生闭塞的概率可能接近 50％。冠状动脉桥血管的近期和远期的通畅率，是评价冠状动脉搭桥手术疗效的重要指标。如果在对病人进行随访工作时，采用双源 CT

检查进行心脏和胸部一次性造影，就能够直观而整体地显示桥血管的走向以及和冠状动脉的连接关系，清楚地显示血管是否发生了狭窄、狭窄程度如何以及是否发生了闭塞，从而为下一步的诊断和治疗措施做好准备。

心肌梗死病人
应掌握
哪些基础医学知识

姓名 Name＿＿＿＿＿＿＿ 性别 Sex＿＿＿ 年龄 Age＿＿＿＿＿

住址 Address＿＿＿＿＿＿＿＿＿＿＿＿＿＿＿＿＿＿

电话 Tel＿＿＿＿＿＿＿＿＿＿＿＿＿＿＿＿＿＿＿＿

住院号 Hospitalization Number＿＿＿＿＿＿＿＿＿

X 线号 X-ray Number＿＿＿＿＿＿＿＿＿＿＿＿＿

CT 或 MRI 号 CT or MRI Number＿＿＿＿＿＿＿

药物过敏史 History of Drug Allergy＿＿＿＿＿＿

心脏在人体中的哪个位置

心脏的位置：一般人的心脏位于胸腔内两肺之间,约2/3居正中线左侧,1/3居正中线右侧,心尖向左前下方体表投影位置,相当于左侧第五肋间隙,约距正中线8厘米处。心脏的大小和本人的拳头相当,重量260克左右。它位于胸腔之内,通常是在左胸,第2肋至第5肋之间。其前面是胸骨,在左边锁骨中线内侧;后面为食管、大血管和脊椎骨;两旁是肺,因而心脏受到有力的保护。心脏的形状像个长歪了的鸭梨,心底宽而朝向右上方,心尖朝向左下方。因心底是大血管出入的地方,所以固定不动,而心尖在一定范围内可自由活动。如把手掌放在左侧乳头附近,可以清楚地摸到心尖搏动。人的心脏就像一台永不停歇的泵,日夜有规律的跳动,推动血液在全身循环,以供给人体各个器官养分。因为心脏工作量大,心肌的耗氧量很高,需要的血液供应也多,约占全身供血量的1/20,比身体其他器官高出10倍以上。

心脏的解剖结构

心脏内部分为4个腔:上部两个为心房,由房中隔分为左心房和右心房;下部两个为心室,由室中隔分为左心室和右心室。左右心房之间,左右心室之间互不相通,而心房与心室之间有房室口相通。

右心房占心脏的右上部,有3个入口1个出口。右心房的上方有上腔静脉口,后下方有下腔静脉口,全身的静脉血由此两口入右心房。在下腔静脉口与右房室口之间有冠状窦口,口缘有镰状的冠状窦瓣为界。心壁本身的静脉血由此入右心房。在右心房和右心室相通的地方有一个出口，称右房室口，右心房的血液经此口流入右心室。

右心室占心脏的前部。有 1 个入口，即右房室口。有一个出口，即它上方的肺动脉口。右房室口的上缘上附着 3 块三角形的瓣膜称三尖瓣。当心室收缩时，挤压室内血液，血液冲击瓣膜。三尖瓣关闭，血液不倒入右心房。右心室的前上方有肺动脉口，右心室的血液由此送入肺动脉。肺动脉口缘上有 3 块半月形的瓣膜称肺动脉瓣（半月瓣），当心室舒张时，肺动脉瓣关闭，血液不倒流入右心室。

左心房左心房占心脏的后部。在其后壁上有 4 个入口，即肺静脉口，每侧各 2 个。由肺进行气体交换后的新鲜血液，经肺静脉流入左心房。有 1 个出口称左房室口，血液由左心房经此口流入左心室。

左心室占心脏的左后部，有 1 个入口，即左房室口，左心房的血液经左房室口入左心室。左房室口有二尖瓣，防止左心室的血液倒流回左心房。在左心室上方有一个出口，即主动脉口，左心室的血液经此口流入主动脉。左心室承担着全身血液输送的功能，所以左心室的肌层较右心室的肌层发达约为右心室壁厚的 3 倍，左心室的主动脉口也有 3 个半月瓣，称为主动脉瓣。起着防止主动脉内的血液倒流入左心室的作用。

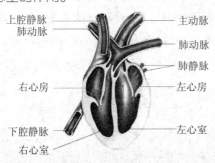

上腔静脉
肺动脉
主动脉
肺动脉
肺静脉
右心房
左心房
下腔静脉
左心室
右心室

冠状动脉的解剖

人体各组织器官要维持其正常的生命活动,需要心脏不停地搏动以保证血运。而心脏作为一个泵血的肌性动力器官,本身也需要足够的营养和能源,供给心脏营养的血管系统,就是冠状动脉。

在正常情况下冠状动脉有左、右两支,分别开口于升主动脉的左、右冠状动脉瓣窦。左冠状动脉在主干之后发出分支前降支和回旋支。前降支主要供应左心室前壁,大部分心室间隔,心尖区等。回旋支的供血区域有左心室侧壁和后壁。右冠状动脉供血区域包括右心房、窦房结、右心室和房室结等。

心肌梗死是指心肌的缺血性坏死,为在冠状动脉病变的基础上,冠状动脉的血流急剧减少或中断,使相应的心肌出现严重而持久地急性缺血,最终导致心肌的缺血性坏死。

什么是冠状动脉粥样硬化

冠状动脉粥样硬化的特点是冠状动脉管壁增厚变硬、失去弹性和管腔缩小。受累动脉的病变往往从内膜开始,先后有多种病变合并存在,包括局部有脂质和复合糖类积聚、纤维组织增生和钙质沉着,并有动脉中层的逐渐退变,继发性病变尚有斑块内出血、斑块破裂及局部血栓形成。现代细胞和分子生物学技术显示动脉粥样硬化病变具有巨噬细胞游移、平滑肌细胞增生;大量胶原纤维、弹力纤维和蛋白多糖等结缔组织基质形成;以及细胞内、外脂质积聚的特点。由于在动脉内膜积聚的脂质外观呈黄色粥样，因此称为动脉粥样硬化。

该病临床上多见于 40 岁以上的中、老年人，49 岁以后进展较快，但在一些青壮年人甚至儿童的尸检中，也曾发现他们的动脉有早期的粥样硬化病变，提示这时病变已开始。男性与女性相比，女性发病率较低，但在更年期后发病率增加。其他危险因素有血脂异常、高血压、吸烟、糖尿病和糖耐量异常、肥胖、从事体力活动少、常进较高热量、含较多动物性脂肪、胆固醇、糖和盐的食物者、遗传因素、A 型性格者。

什么叫冠状动脉痉挛

有些心肌梗死的病人冠状动脉造影却显示病变并不严重，甚至正常，那是什么原因呢？除了有可能是血栓溶解了外，还有可能是冠状动脉痉挛。冠状动脉痉挛是指各种原因所致的冠状动脉一过性收缩，引起血管不完全性或完全性闭塞，从而导致心肌缺血，产生心绞痛、心律失常、心肌梗死及猝死的临床综合征。冠状动脉痉挛多发生于动脉粥样硬化的基础之上，但与冠状动脉狭窄程度不一定呈正相关，且多数发生于轻中度狭窄血管段。冠状动脉痉挛病人年龄相对较年轻，主要表现为静息状态下发作性胸痛或胸闷，胸痛程度多较剧烈，呈典型心绞痛样发作，伴濒死感及出汗，若能记录到发作时心电图，则为相应导联出现 ST 段抬高，随着胸痛症状的缓解，ST 段也恢复至等电位线。若痉挛不能及时解除，可进展为急性心肌梗死。多数病人平时运动耐受能力良好，心电图运动试验的结果取决于冠状动脉狭窄的程度，但多数为运动试验阴性或运动过后恢复期出现缺血性心电图表现,未发生心肌梗死的病人核素灌注心肌显像负荷试验则表现为反向再分布,冠状动脉造影多数无严重冠状动脉狭窄,多为节段性轻度狭窄或内膜不光滑,常见合并肌桥,乙酰胆碱或麦角碱激发试验诱发出节段性冠状动脉痉挛。冠状动脉痉挛人群的研究显示,吸烟和血脂代谢紊乱是冠状动脉痉挛的重要危险因素,而动脉粥样硬化的另外两个主要危险因素糖尿病与高血压似乎并没有明显增加冠状动脉痉挛的风险。因此,积极地控制吸烟和改善血脂代谢紊乱不仅能有效地预防动脉硬化,而且也有利于防治冠状动脉痉挛。

心动超声图的正常值

心脏超声是心脏科最常用的辅助检查,成人的正常值见下表:

项目名称	正常值	部位名称	正常值
左房（LA）	男 28～32 毫米；女 19～33 毫米	室间隔（IVS）	6～11 毫米
左室舒张期内径（LVd）	男 45～55 毫米；女 35～50 毫米	左室后壁（LVPW）	7～11
左室收缩期内径（LVs）	男 25～37 毫米；女 20～35 毫米	右室壁厚度（RV）	3～5 毫米
升主动脉内径（AO）	男 33～36 毫米；女 28～32 毫米	肺动脉内径（PA）	18～22 毫米
左室射血分数（LVEF）	大于等于 50%		

何谓急性冠状动脉综合征

　　急性冠状动脉综合征（ACS）是指冠状动脉粥样硬化斑块破裂或侵蚀,继发完全或不完全性血栓形成病理基础的临床综合征,包括不稳定型心绞痛（UA）、非 ST 段抬高的心肌梗死（NSTEMI）和 ST 段抬高的心肌梗死（STEMI）。ACS 是复杂的急性心肌缺血综合征,其病理生理学变化以冠状动脉斑块裂隙、糜烂和（或）破裂为基础,使斑块内高度致血栓形成物质暴露于血流中,引起血小板在受损斑块表面黏附、活化和聚集,形成不同类型的血栓。如斑块受损致血栓完全闭塞冠状动脉称为梗死相关冠状动脉,以 STEMI 为主;如血栓致冠状动脉不完全闭塞称为犯罪相关冠状动脉,以 UA 或 NSTEMI 为主。研究表明,冠状动脉粥样硬化斑块的发生发展与斑块稳定性、血栓形成、免疫反应及基质金属蛋白酶（MMPs）有关,其中斑块破裂致血栓形成是 ACS 的主要病理基础。不稳定斑块破裂、血小板聚集、血栓形成是导致 ACS 的主要机制。典型不稳定斑块的特点为偏心性富含脂质的斑块;脂质坏死核心大,占斑块体积的 40％以上;纤维帽很薄,其边缘可见大量炎性细胞浸润,以巨噬细胞及泡沫细胞居多,激活的 T 淋巴细胞及肥大细胞增多,平滑肌细胞极少。根据斑块与脂质核体积之比,将斑块受损程度分为裂隙、糜烂和破裂,在此基础上都可继发血栓形成,导致冠状动脉不同程度急性闭塞。

心肌梗死病人
应怎样控制血压

　　60％~70％的冠心病病人都有血压增高,而患高血压

的病人患冠心病的比率是血压正常者的 3~4 倍，因此，高血压与冠心病关系密切。有研究表明，血压在 15. 3/10~24/15. 3 千帕（115/75~180/115 毫米汞柱）范围内冠心病的危险呈持续上升的趋势，且每增加 2. 67/1. 33 千帕（20/10 毫米汞柱），冠心病危险增加 1 倍。

心肌梗死伴高血压病人属于高血压的很高危人群，因此对于血压的控制水平应比一般人群要严格。综合分析现有的大量资料，建议对非 ST 段抬高和 ST 段抬高心肌梗死的高血压病人目标血压水平应小于 17. 3/10. 67 千帕（小于 130/80 毫米汞柱），但治疗更宜个体化，对于老年且伴脉压差大的病人，舒张压应维持在 8 千帕（60 毫米汞柱）以上。

对于心肌梗死病人降血压药物的宜优先选择 ACEI（如福辛普利等）或 ARB（如缬沙坦等）类、BB（如美托洛尔等）类、醛固酮拮抗剂（如螺内酯等），有益于延缓或改善心肌梗死后心肌重塑，纠正心功能不全。

急性心肌梗死病人
为何要检查血糖

糖代谢异常（糖尿病前期与糖尿病）与血管疾病之间存在着密切的内在联系，两者互为高危人群。高血糖是最重要的心血管系统危险因素之一，对病人预后具有显著的不良影响。

急性心肌梗死病人中高血糖状况很常见，有研究认为急性心肌梗死病人大约 2/3 的病人存在糖代谢异常。因此，对于急性心肌梗死的病人血糖检测应成为的常规检查项目之一。

根据病人血糖增高的特征,可将其分为4种情况:

糖代谢正常:空腹血糖(FBG)小于6.1毫摩/升,且糖耐量试验(OGTT)2小时血糖小于7.8毫摩/升。

空腹血糖受损(IFG):空腹血糖(FBG)在6.1~7.0毫摩/升之间,且糖耐量试验(OGTT)2小时血糖小于7.8毫摩/升。

糖耐量异常(IGT):空腹血糖(FBG)小于6.1毫摩/升,糖耐量试验(OGTT)2小时血糖在7.8~11.1毫摩/升之间。

糖尿病:a.糖尿病症状+任意时间血浆葡萄糖水平大于等于11.1毫摩/升。b.空腹血浆葡萄糖水平大于等于7.0毫摩/升。c.糖耐量试验(OGTT)2小时血糖大于等于11.1毫摩/升(确诊无症状病人,需要不同时间2次检验结果异常)。

对于存在IFG和(或)IGT的冠心病病人,应采取以改善生活方式(合理饮食、增加运动、控制体重等)为基础的干预措施,并视病人具体情况酌情应用糖苷酶抑制剂或双胍类药物进行降糖治疗。对于一般糖尿病病人,多数学术机构推荐将糖化血红蛋白(HbA1c)控制在6.5%~7.0%以下。对于高龄、糖尿病病史较长、心血管整体危险水平较高、具有严重低血糖事件史、预期寿命较短以及并存多种疾病的病人,建议血糖目标值为FBG小于7.8毫摩/升,负荷后2小时血糖小于11.1毫摩/升。对于此类病人,应慎重对待低于7.0%的HbA1c目标值。

心肌梗死病人为何要控制血脂水平

脂代谢异常是动脉硬化最重要的危险因素,包括总胆固醇（TC）或低密度脂蛋白胆固醇（LDL-C）、三酰甘油（TG）升高、高密度脂蛋白（HDL）过低。

有研究表明，对于不同血脂水平的心肌梗死的冠心病病人进行降脂治疗，可以显著减少冠心病事件的发生和病死率。因此，对于心肌梗死病人应积极进行他汀类药物的降脂治疗。

在进行调脂治疗时，应将降低 LDL-C 作为首要目标。根据中国成人血脂防治指南（2007），对于急性心肌梗死的冠心病病人，总胆固醇应小于 3.11 毫摩/升，LDL-C 应小于 2.07 毫摩/升。

心肌梗死病人为何要戒烟

吸烟不光是动脉硬化的危险因素，也是心绞痛、心肌梗死和再梗死的危险因素。心肌梗死后恢复的病人，继续吸烟者再梗死发生率大约为不吸烟或吸烟已戒除者的 2 倍。挪威多个中心研究发现，在心肌梗死后 17 个月中，戒烟者较继续吸烟者再梗死减少 45％，在 3 年后，戒烟者较吸烟者心脏原因死亡及再梗死明显降低。

戒烟的益处十分肯定，而且任何年龄戒烟均能获益。因此，建议心肌梗死病人必须立即戒烟，如戒烟困难，可到戒烟门诊就诊，寻求药物辅助戒烟（使用尼古丁替代品、安非他酮缓释片和伐尼克兰等）。

心肌梗死病人为何
要控制好情绪

心肌梗死好发于 A 型性格者，即性情急躁、好胜心和竞争性强、不善于劳逸结合的病人。B 型性格则相反,耐心容忍、不争强好胜、劳逸结合。A 型性格者冠心病患病率是 B 型性格者的 3 倍,心肌梗死的发病率高 2~4 倍。对于具有 A 型性格的心肌梗死病人应注意劳逸结合;制订一个符合自己实际能力的目标;培养业余爱好,增加生活情趣;参加适当的体育活动,但应避免竞争激烈的比赛,即使比赛也应以锻炼身体,增加乐趣为目的,不以输赢论高低。精神放松、愉快生活,保持心境平和,对任何事物要能泰然处之,加强个人修养,正确对待生活、工作中的矛盾。

患了心肌梗死会遗传吗

冠心病是否为遗传性疾病,目前还不是一个十分明确的概念,但国内外大量流行病学研究结果表明,冠心病发病具有明显的家族性。父母之一患冠心病者,其子女患病率为双亲正常者的 2 倍;父母均患冠心病者,其子女患病率为双亲正常者的 4 倍;若双亲在年轻时均患冠心病者,其近亲得病的机会可 5 倍于无这种情况的家庭。冠心病的家族性可能与以下原因有关:a. 常染色体显性遗传所致的家庭性高脂血症是这些家庭成员易患该病的原因之一。b. 一些冠心病的危险因素,如高血压、糖尿病、肥胖特点、性格特征等具有遗传倾向,是家庭成员易患该病不可忽视的重要因素。c. 同一家庭中不良生活习惯的影响,诸如共同的高脂、高热量、高盐等饮食习惯,父母吸烟导致子女吸烟或被动吸烟的不良习惯等,均可造成冠心病的家庭倾向。可以说冠心病具有明显家庭性的特点,是多种因素共同作用的结果。遗传因素是其内在原因,它只有和其他危险因素相结合,才能使冠心病的发病率升高。因此,对于有成员患冠心病、心肌

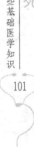

梗死的家族,应该消除恐惧心理,积极改变生活方式,低脂饮食,适当运动,控制血脂、血压,戒烟,从而预防冠心病、心肌梗死的发生。

心肌梗死病人发生意外家属应怎样护理

心肌梗死病人易出现心绞痛再次发作、恶性心律失常等意外情况,因此,加强对病人家属的教育,使其掌握一定的急救知识非常重要。

如果病人再次发生心绞痛时,应立即停止任何主动活动和运动,先让病人安静平卧,舌下含服硝酸甘油1片,5分钟后可重复使用,如仍无效应拨打120急救电话,由急救中心派出配备有专业医护人员、急救药品和除颤器等设备的救护车,将其运送到附近能提供24小时心脏急救的医院。

如果病人出现心搏骤停,意识不清,在专业急救人员到达前,家属可立即行简单的抢救措施:立即将病人平卧,头部略偏向一侧,紧接着救援者的双手交错重叠,用力按压病人胸骨中下部,按压幅度为5厘米,然后放松压力,但双手位置不能离开原来的按压位置,频率为100次/分以上,直到专业急救人员到达。

心肌细胞缺血后会很快死亡吗

近些年来进行的一些医学研究已经可以证实,心肌细胞在经历缺血之后并不会马上发生死亡。在缺血的心肌组织中,至少存在有3种不同类型的心肌细胞,也就是冬眠心肌、顿抑心肌和坏死心肌细胞。换句话说,前两种心肌细胞其实是还存活的,而坏死心肌才是真正已经死亡的心肌细胞。

在心肌组织经历了长时间的慢性缺血之后,心肌细胞就会进入冬眠状态,往往表现为心肌组织的运动能力与之前相比会明显地减弱。这时候,如果采取了及时有效的治疗措施,使得心肌组织恢复了正常的血流供应,心肌细胞就可以恢复一部分、甚至是全部的正常功能。有些心血管专家认为,心肌组织一旦发生了供血不足,就会引起心肌细胞的代谢异常,这是导致心肌细胞进入冬眠状态的主要原因。在心肌组织发生缺血的时候,心肌细胞的新陈代谢速度就会明显地减慢,从而可以明显地降低能量的消耗,以尽量维持细胞的生命状态。处于冬眠状态的心肌细胞结构会发生变化,主要表现为在细胞核周围的心肌纤维数量减少,但细胞总的容量不会发生任何的变化。

如果心肌组织经历了急性、短暂而且严重的缺血状态,那么在出现了这种缺血状态一定时间之后,即使采取治疗措施恢复了心肌组织的血流供应,也会发现,有一部分心肌细胞的收缩功能不会马上恢复,而是需要再经过一段时间之后,才能恢复各种正常功能。这部分心肌细胞就被称为顿抑心肌。为什么心肌细胞会产生顿抑现象呢? 这是因为在心肌组织恢复供血后,会产生不少氧自由基,在细胞里面也会发生钙离子超载的现象,这样有害的变化都会影响心肌细胞的正常功能状态,减慢心肌细胞内具有收缩功能的蛋白质的合成,这样就会减弱心肌细胞的收缩功能了。如果在病人发生急性心肌梗死后,马上进行冠状动脉介入治疗,把阻塞的血管开通,或者进行冠状动脉搭桥手术使缺血的心肌组织恢复血供,那么在随访观察病人的心功能动态变化时,都可以观察到心肌顿抑的现象。发生顿抑的心肌细胞的功能,如果要完全恢复正常,通常情况下需要几天到几周的时间。

如果心肌组织遭受到了长时间或者程度比较严重的缺血,这时候即使采取了药物干预或者手术治疗等措施恢复了缺血心肌组织的血流供应,心肌细胞的功能也有可能得不到任何改善。在这种情况下,可以认为这些心肌细胞受到损害之后发生的变化,已经是不可能再恢复了,因此就可以说这些心肌细胞发生了死亡,称之为坏死心肌。

在发生缺血的心肌组织里面,顿抑的心肌细胞和冬眠的心肌细胞,所表现出来的心肌功能异常是可以恢复的。如果在发现心肌缺血之后,能够及时地开通病变的血管,恢复缺血心肌组织的血流供应,就可以使很多顿抑的心肌细胞和冬眠的心肌细胞恢复活性。而对于已经坏死的心肌细胞,即使开通了病变的血管,恢复了缺血心肌组织局部的冠状动脉血供,也不能恢复这些细胞正常的功能。这也就是说,一旦病人的心肌细胞发生了坏死,即使采取各种积极的治疗措施,治疗的效果也不会很好。

因此,如果能够选择合适的检查手段,在缺血的心肌组织里面分辨出这3种细胞,有利于选择合理的治疗策略,准确地评价治疗的效果,改善冠心病病人的预后。

医生对**心肌梗死**病人
会进行
哪些诊断治疗

姓名 Name _____ 性别 Sex _____ 年龄 Age _____

住址 Address _____

电话 Tel _____

住院号 Hospitalization Number _____

X 线号 X-ray Number _____

CT 或 MRI 号 CT or MRI Number _____

药物过敏史 History of Drug Allergy _____

怀疑发生急性心肌梗死
应服用哪些急救药物

急性心肌梗死的院前急救非常重要,尤其是对于冠心病的高位人群如高血压、高血脂、吸烟、肥胖等,如果发生胸骨后或心前区突然持续性压榨性剧痛,并向上肢、颈部、上腹部放射持续时间较长,不能缓解,就应该考虑发生急性心肌梗死的可能,马上采取自救措施。

① 舌下含服酸甘油片,或将亚硝酸异戊酯喷雾剂,吸入。硝酸甘油是防治冠心病心绞痛的特效常用药品之一,它起效快、作用维持时间短,每次 0.5 毫克,舌下含化后 1~2 分钟起效,心绞痛既可缓解,作用持续时间一般为 10~30 分钟,每日可多次服用,极量 1 日 2 毫克。这里稍微提一下硝酸甘油应用的注意事项:硝酸甘油过热见光都极易分解失效。应放玻璃瓶内,旋紧盖密闭保存;使用硝酸甘油要注意失效期,每次取药时应快开、快盖用后盖紧。硝酸甘油能使脑压和眼压升高,所以青光眼、脑出血时慎用。服用后可有头痛、头昏,偶尔出现体位性低血压,心率稍有增加,长期应用可产生耐受性。

② 打 120 电话呼叫专业人员救护,打开门窗,尽量让病人在通风的环境下,让病人尽量不要在一个缺氧的环境下,以最大程度改善心肌缺血。

③ 安静就地平卧,避免活动,增加心肌耗氧。如疼痛不能缓解,可在数分钟后反复含服或吸入。

④ 有条件时应立即吸氧。

⑤ 前面已提及,急性心肌梗死是由于斑块破裂,血栓形成而造成血管阻塞,所以抗血小板治疗非常重要,如身边

有阿司匹林等抗血小板的药物,立即服用的话,可第一时间起到自救的作用。一般阿司匹林可以立即嚼服300毫克。

发生急性心肌梗死有哪些治疗

① 加强监护:什么叫监护呢?由于心肌梗死急性期时,心脏处于一种极度衰弱的处境,容易产生心源性休克,血压下降,严重的足以致命的心律失常,心力衰竭等症状,所以,必须给与严密地心电监护,并配以专业的医护人员严密地观察病情,观察病人的心电图变化,血压,呼吸,对于严重泵衰竭者,还监测肺毛细血管压和静脉压以密切观察心律、心率、血压和心功能的变化。让病者平安地度过急性期。一般在综合性医院都有完善的监护设备。

② 休息:由于在急性心肌梗死时,大面积心肌出血坏死,心肌的收缩功能明显减低,心脏的供血明显减少,这时,任何引起心脏供血增加的行为都会使病人进入一个严重的境地,如排便,起床活动等。所以要求病人卧床休息2周,以使心肌逐渐恢复。

③ 吸氧:我们知道,血液是氧气的传输体,由于心肌梗死时,心脏的泵血功能减弱,全身器官的氧供减少。所以,由外界供应一定的氧有助于病人的恢复,当然,也包括对心肌本身的供氧,能改善心肌缺血缺氧。

④ 通便:对于急性病人,急性期应卧床休息,病人卧床后常常便秘,特别应注意大便时不可用力,应为可引起血压增高、增加心肌耗氧,导致心肌缺血加重,诱发心律失常,因此急性心肌梗死时常加用通便药物。同理,对于冠心病、陈旧性心肌梗死病人,如果出现便秘情况也应进行治疗,根据

具体情况应用通便药物。对于心肌梗死病人，一般来讲保持大便松软状态，每天 1~2 次比较适宜。

⑤ 饮食：对于急性心肌梗死的病人，一般应食用易消化的半流质或松软食物，目的是为了减少肠蠕动，从而减少心肌缺血。

⑥ 解除疼痛：可用哌替啶或吗啡，不过，这只能短时间解除病人痛苦，从根本上没解决病因，也不宜反复大量使用，只能作为冠状动脉再通治疗前的一个辅助治疗。

急性心肌梗死治疗有哪些原则

急性心肌梗死是由于斑块破裂，血栓形成而引起的，治疗目的是尽快恢复心肌的血液灌注，（到达医院后 30 分钟内开始溶栓或 90 分钟内介入治疗），以挽救濒死的心肌，防止梗死扩大或缩小心肌缺血范围，保护和维持心脏功能，及时处理严重心律失常、泵衰竭和各种并发症，防止猝死，使病人不但能渡过急性期，且康复后还能保持尽可能多的有功能的心肌。

治疗原则是：a. 保护和维持心脏功能。b. 改善心肌血液供应，挽救濒死心肌，缩小心肌梗死范围。c. 处理并发症防止猝死。

治疗急性心肌梗死有哪些药物

前面已经讲明，心肌梗死急性期是最主要的目的是挽救濒死心肌，缩小梗死范围。存活的心肌越多，心功能才会极大限度地改善，也不容易发生严重的心血管事件。首先，如在早期，冠状动脉刚刚形成堵塞时，把冠状动脉疏通，使血管再通,那么心肌坏死会减少。梗死范围会缩小。一般来说可以采取冠状动脉介入和药物治疗两种方法,如病情和时间允许的情况下,冠状动脉介入的方法更直接,也更有效。但如有明显的禁忌证,则反而会增加其风险,关于冠状动脉介入的应用,后面会详细讲述,同时,即便采取介入治疗,药物治疗也是非常重要的。

药物治疗主要包括以下几方面:

① 溶血栓治疗:应用溶酶激活剂激活血栓中纤溶酶原转变为纤溶酶而溶解血栓,起到冠状动脉再通,血流重新灌注,尽早挽救濒死心肌。目前常有的药物有链激酶,尿激酶和组织型纤溶酶原激活剂(简称 t-PA)等。

② 抗凝疗法:急性心肌梗死后存在高凝状态,应积极进行抗凝治疗。抗凝治疗的作用及目的为:a. 防止梗死面积扩大,尤其在溶栓治疗后给予抗凝治疗可降低梗死延展和病死率。b. 降低早期再闭塞和溶栓再灌注成功的病死率。c. 防止透壁性心肌梗死内膜面附壁血栓形成,减少周围动脉栓塞。d. 防止周围深静脉血栓形成,减少肺动脉栓塞。

③ β-受体阻滞剂:急性心肌梗死早期应用 β-受体阻滞剂,如美托洛尔,抑制交感神经的兴奋性,减轻心脏负荷改善心肌缺血的灌注。

④ 血管紧张素转换酶抑制剂和血管紧张素受体阻滞剂:早期应用,可以防止心肌梗死后左室重构和心脏扩大,从而改善心衰症状。

⑤ 钙拮抗剂:维拉帕米(异搏定)、硝苯吡啶对预防或减少再灌注心律失常保护心肌有一定作用。

⑥ 他汀类药物:不仅能降低胆固醇,也能稳定斑块,减少介入治疗后无复流现象,减少性血管事件的发生。

⑦ 葡萄糖－胰岛素－钾（极化液）：氯化钾1.5克普通胰岛素8单位加入10％葡萄糖液500毫升中，静脉滴注，每日1次，7~14日为1个疗程，可促进游离脂肪酸的脂化过程，并抑制脂肪分解，降低血中游离脂肪酸浓度，葡萄糖和氯化钾分别提供能量和恢复心肌细胞膜的极化状态有利于心肌细胞存活。

患了急性心肌梗死何种情况下可采取溶栓治疗

前面已讲明，冠状动脉内血栓形成导致血管闭塞是引起急性心肌梗死的最重要原因，急性心肌梗死症状出现后，迅速恢复阻塞的冠状动脉血流是改善病人短期和长期预后的最关键因素。所以，迅速溶解冠状动脉内血栓、实现血管再通是关键所在，溶栓治疗是通过溶解动脉或静脉中的新鲜血栓使血管再通，从而达到全部获部分恢复器官组织的血流灌注。如所在医院没有急诊做冠状动脉介入手段时，实现血管再通的另一种药物治疗手段——即急性心肌梗死的溶栓治疗也不失为一种有效的方法。

治疗心肌梗死有哪些常用药物

目前，临床上常用的溶栓药物包括尿激酶、链激酶、组织型纤溶酶原激活剂（简称 t-PA），近年来开始用于临床的新药包括单链尿激酶型纤溶酶原激活剂及新型的组织型纤溶酶原激活剂，如 TNK-tPA、瑞替普酶、来替普酶等。总的来说，溶栓药物包括非特异性纤溶酶原激活物和特异性纤溶酶原激活物,非特异性纤溶酶原激活物包括链激酶、尿激酶。链激酶易有过敏反应和毒性反应,不宜反复使用,但其疗效较尿激酶佳,而尿激酶无过敏反应,价格便宜。特异性纤溶酶原激活物最为常用的是人重组 t-PA,其治疗的选择性高,安全性高,已用于临床的 t-PA 的突变体是瑞替普酶、来替普酶等。

治疗心肌梗死有哪些适应证

急性心肌梗死病人是否具有溶栓治疗的适应证,主要从几个方面考虑:a. 急性心肌梗死的诊断是否明确? b. 病人到达医院的时间是否还在溶栓治疗的时间窗内? c. 有没有溶栓治疗的禁忌证?

心肌梗死的诊断在此不再赘述,至于溶栓治疗窗,即指溶栓的有效时间,在心肌梗死早期,血栓负荷并不大,这时用药物,将血栓溶解,使血流再次通畅,心肌坏死减少,对心肌的挽救起了一定作用。如果超过时间窗,心肌梗死时间越久,血栓就像淤泥,那么溶栓效果就会差很多。据研究,血管闭塞 20~40 分钟后,心肌会发生不可逆坏死,超过 6 小时后,心肌全层发生坏死,所以,越早治疗,尽早开放梗死血管,对濒死心肌的挽救会越及时,心血管事件,包括心源性休克,死亡都会减少。由于近年来急性心肌梗死的直接 PCI 治疗不断普及,在同时具备两种治疗手段的医院,还需要在溶栓治疗和直接 PCI 之间作出选择。简言之,症状出现在 12 小时之内、心电图检查提示急性心肌梗死(相邻导联 ST 段抬高 0.1 毫伏以上或新出现的左束支阻滞)的病人,如果没有禁忌证,均为溶栓治疗的适应证;症状出现超过 12 小时,但仍然有持续性缺血症状的病人也有溶栓治疗的适应证。

溶栓治疗的禁忌证：最近有出血现象，近2个月有手术史，有严重的高血压，活动性消化性溃疡，有脑血管意外史等，总之，一句话，由出血倾向的病人，不可应用溶栓治疗。由于溶栓治疗是溶解血栓的一个过程，但体内其他脏器有新鲜的创面时，反而会影响伤口的愈合，导致活动性出血。临床上因溶栓治疗过程中出现消化道出血或颅内出血的现象也有发生，故需严格掌握指征及禁忌证。对于高龄老人，由于常出现脑动脉硬化，合并高血压，那么其发生颅内出血的风险会加大，更需慎用。

溶栓治疗的疗效评价：治疗后2小时内胸痛缓解，60~90分钟后心电图提示ST段明显回落大于50%，血清肌酸激酶（CK-MB）峰值提前到12~18小时内，溶栓治疗后2~3小时出现血管再通后的心律失常，如加速性室性自主心律，房室传导阻滞，一过性心动过缓等。

溶栓治疗的风险：最主要是出血，如消化道出血，气道出血，皮下出血等，当然，最严重的是颅内出血，这直接会影响到病人的生命，此时，需立即停用溶栓治疗，并予相应的止血治疗，减少溶栓治疗的不良反应。

溶栓治疗的合并治疗，其实也是冠心病的主要治疗，如抗血小板，抗凝，稳定斑块，减少心肌氧耗，减少左室重构等治疗。

综上所述，溶栓治疗在冠状动脉再通，及时减少心肌坏死方面还是起到一定作用，在与冠状动脉介入治疗，溶栓治疗有其局限性，往往血管再通率低，病死率相对来说高，再缺血、再梗死的发生率高，特别对高危病人的治疗效果相对较差，所以，在有条件做急诊冠状动脉介入的医院，还是建议及时予冠状动脉介入治疗，具体有关这方面的内容可见

"急性心肌梗死冠状动脉介入"章节。

抗凝治疗有哪些优点

急性心肌梗死早期应用抗凝剂的目的为：a. 预防早期再梗死或梗死面积扩大，降低病死率。b. 预防心室附壁血栓及动脉栓塞的发生。c. 预防深部静脉血栓形成和肺动脉栓塞。d. 预防心肌梗死晚期的再梗死和死亡。

一般来讲，对于所有未接受溶栓治疗的重症急性心肌梗死病人如无禁忌证，在入院时可给予皮下注射低分子肝素钙50~75 毫克（5 000~7 500 单位）每 12 小时一次或静脉注射普通肝素 5 000 单位，再持续静脉滴注 600~800 单位/小时，3~5 天，使凝血时间保持在正常对照的 1~1.5 倍。

对于有出血倾向，活动性的溃疡、脑出血病史、血压高于24/14.7 千帕（180/110 毫米汞柱）、严重肝肾疾病及癌症病人等应忌用。

急性心肌梗死为何要
进行抗血小板治疗

现已明确冠状动脉内斑块及血栓形成在急性心肌梗死的发病中起重要作用，故在急性心肌梗死早期就应该应用抗血小板治疗，减少血栓形成，这种急性心肌梗死治疗的首要目的是建立和维持与梗死相关动脉的通畅，第二个目的是减少病人血栓形成的趋势，因而减少附壁血栓形成和深静脉血栓形成的可能性，用抗血小板治疗可以最大限度地减少了病人的病死率。目前应用于临床的抗血小板药物有：阿司匹林、氯吡格雷与噻氯匹定。

① 阿司匹林:急性心肌梗死治疗常用的抗血小板药是阿司匹林,它对各种类型的急性冠状动脉综合征都有效,阿司匹林通过多个途径而起到抗血小板血栓形成的作用:抑制血小板的环氧化酶快速阻断血小板中血栓素 A_2 的形成;削弱凝血酶原生成途径;阿司匹林的水杨酸部分能阻断血小板花生四烯酸代谢中的脂氧化酶途径和两种环氧化酶,由于小剂量阿司匹林(75~150 毫克)需摄入数天才达到完全的抗血小板作用,故在急性心肌梗死时需服用 300 毫克,为了迅速达到治疗性血液中的药物浓度,病人应咀嚼药片,促进口腔颊部黏膜对药物的吸收。

不良反应:由于阿司匹林对胃黏膜易产生反应,容易导致胃黏膜糜烂,尤其是本身有胃肠道疾病风险的病人,建议服用质子泵抑制剂(如泮托拉唑),从而减少胃肠道不良反应。

② 氯吡格雷:氯吡格雷也是近几年使用较多的急性心肌梗死治疗抗血小板药物,是二磷酸腺苷(ADP)诱导血小板聚集的选择性而非竞争性阻滞药,它们能特异性阻断 ADP 途径中的 GP Ⅱ b/Ⅲ a 活化,抑制 ADP 触发纤维蛋白原与Ⅱ b/Ⅲ a 形成复合物,除 ADP 外,氯吡格雷还能通过阻断由释放的 ADP 引起的血小板活化的扩增,抑制其他激动剂诱导的血小板聚集。由于从第一天起,每天重复给氯吡格雷 75 毫克,抑制 ADP 诱导血小板聚集,抑制作用在 3~7 天才能达到稳态。所以氯吡格雷在急性心肌梗死时,需咀嚼服用 300 毫克才能起到抗血栓的作用。

不良反应:氯吡格雷最值得注意的不良反应是出血,由于其显著的抗血栓的作用,势必会导致其他器官的出血,需严格监控。另外,由于它是由肝脏代谢的,所以当有严重肝损伤时,需严格禁用。

③ 噻氯匹定：噻氯匹定是噻吩并吡啶（thienopyridine）类衍生物，是血小板膜纤维蛋白原受体阻滞剂，能抑制血小板膜上糖蛋白（GP）Ⅱb/Ⅲa 与纤维蛋白原的结合，也可抑制血小板膜与纤维蛋白原间钙桥的形成，故抗血小板聚集，也具有抗血栓作用。噻氯匹定的主要药理作用是抑制腺苷二磷酸（ADP）诱导的血小板聚集，药物需在体内转化成活性代谢产物而起效。因此，噻氯匹定的血药峰值浓度与其最大效应间有 24~48 小时的延迟。噻氯匹定的药效需随着血小板的新生才能消除。

不良反应：噻氯匹定最严重的问题是骨髓抑制（引起白细胞减少，血小板减少或全血细胞减少），故在急性心肌梗死治疗期间应严密监测，由于其较其他两种药物所产生的血液方面的不良反应更大，所以现在临床上已较少应用。

临床研究证明，氯吡格雷对血小板的抑制作用不仅比噻氯匹定强 6 倍，且骨髓抑制的不良反应也要小得多，因而显示了其优越的应用前景。另外，氯吡格雷由于与阿司匹林，肝素有协同作用，并且，临床研究证实，三者合用并不增加出血的风险，同时在溶栓治疗中与单独应用溶栓治疗，也不增加出血的风险，所以，其安全性及有效性已经获得临床医生的认可。

为什么要联合抗血小板治疗

对于心肌梗死病人进行了冠状动脉介入术后，需要联合抗血小板治疗，阿司匹林＋氯吡格雷，对于药物支架病人，其中氯吡格雷至少需要服用 1 年，阿司匹林终身服用。

药物洗脱支架主要由金属裸支架作为平台，并有抑制内膜增生的药物以及承载和控制释放药物的聚合物涂层组成,支架置入以及球囊对血管产生损伤,内膜修复机制启动,平滑肌细胞细胞增殖,若过度增生则可导致支架内再狭窄,雷帕霉素、紫杉醇能够强烈抑制平滑肌细胞的迁移,一直到药物释放完,这是药物支架减少支架内狭窄的原理。但药物在一直平滑肌细胞增殖的同时,也影响了支架部位内皮损伤部位的愈合,内皮损伤往往会导致血小板聚集,产生血栓,研究发现药物支架部位内皮的愈合达1年以上,因此联合抗小板治疗起码要1年,等支架上的药物释放完,支架部位血管内皮愈合后才能停药联合抗小板治疗。

近几年国外还开发出其他一些抑制血小板功能的药物,并已试用于临床,如血栓素合成酶抑制剂,血栓素和5-羟色胺受体拮抗药等,其中,最有希望的一类药物是糖蛋白Ⅱb/Ⅲa受体拮抗药,如替罗非班(欣维宁)糖蛋白Ⅱb/Ⅲa受体的激活是血小板聚集的最后共同通道,该受体存在于血小板表面,被激活后与凝血酶结合导致血小板聚集,糖蛋白Ⅱb/Ⅲa受体拮抗药可阻断血小板聚集的最后共同途径,现已证实,高危病人做急性心肌梗死治疗介入治疗时应用糖蛋白Ⅱb/Ⅲa受体拮抗药可降低重大临床事件发生率;急性心肌梗死早期应用此类药物有可能使部分病人尽早达到再通,克服急性心肌梗死治疗治疗需运送或等候所造成的时间延迟;介入治疗前达到再灌注最大限度保护心功能,提高疗效。此外,应用糖蛋白Ⅱb/Ⅲa受体拮抗药可降低介入术后的缺血事件。

治疗急性心肌梗死
为什么需要他汀类药物

对于高脂血症病人来说,他汀类药物并不陌生,他汀类降脂药物是临床上常用的具有良好降脂作用的药物,但是,越来越多的研究证实,他汀类药物可以有效预防心肌梗死和不稳定心绞痛的发生,急性心肌梗死病人,尽早服用他汀类药物也可获得明显的益处。

那么为什么他汀类药物对心肌梗死病人那么重要呢?众所周知,急性心肌梗死来势凶猛。它们常由于血管的粥样斑块破裂、引起出血和血栓形成而发生,血流灌注不足,导致广泛的心肌坏死,而产生心脏功能减退,所以稳定斑块是非常重要的。他汀类药物除了有降脂的功效外,还可改善血管功能,稳定斑块,减少局部的炎性反应,使斑块进展减慢或回缩,防止血栓形成。这有利于急性心肌梗死病人的康复,降低病情反复的危险。因此,专家们提倡急性心肌梗死的病人要及早服用他汀类药物,甚至提倡在来不及检验血脂时,立即让病人服用他汀类降脂药,以此作为急性心肌梗死的一项治疗措施。

对超过 17 万例病人的研究显示,在急性心肌梗死发生24 小时内应用他汀可使死亡危险降低 50％ 以上。这类药物也有助于降低心源性休克和心律失常的危险,在入院 24 小时内开始他汀治疗的病人,其院内病死率的比值比为0.62,与未开始他汀治疗的病人相比,那些继续他汀治疗病人的危险也明显降低,其比值比为 0.58。有研究人员报道说:"这项研究提供了迄今为止最强大的临床证据,也支持这样的假说,即他汀对急性心肌梗死有早期、直接的心脏保护效应。"

对于血脂异常的病人,最要引起我们关注的是会引起动脉硬化的低密度脂蛋白,即所谓坏的胆固醇。许多实验证实:降低低密度脂蛋白能有效缓解动脉硬化,从而减少心脑血管疾病的发生。所以,我们现在不把降血脂治疗称为降脂治疗,而称为"调脂治疗"。调脂治疗的目的,不单单是为了降低血脂,最主要的是为了减少心脑血管疾病的发生和发展。

对于血脂异常病人合并危险因素不同,也需区别对待。如对一个没有任何危险因素的人,低密度脂蛋白小于1 400毫克/升即可,而对于冠心病、糖尿病病人,特别是心肌梗死病人,低密度脂蛋白应小于1 000毫克/升。

目前临床上比较常见的他汀药物化学名叫三甲基戊二酰辅酶A(HMG－CoA)还原酶抑制剂,即胆固醇生物合成酶抑制剂(他汀类药物),是细胞内胆固醇合成限速酶,即HMG－CoA还原酶的抑制剂,造成细胞内游离胆固醇减少,为目前临床上应用最广泛的一类调脂药物。由于这类药物的英文名称均含有"statin",故常简称为他汀类。

现已有6种他汀类药物可供临床选用:a. 洛伐他汀常见药物有洛伐他汀(美降之、罗华宁、洛特、洛之特)等,血脂康的主要成分也是洛伐他汀。b. 辛伐他汀常见药物为辛伐他汀(舒降之、理舒达、泽之浩、苏之、辛可)等。c. 普伐他汀常用药有普伐他汀(普拉固、美百乐镇)。d. 氟伐他汀常见药有氟伐他汀(来适可)。e. 阿托伐他汀常见药为阿托伐他汀(立普妥、阿乐)。f. 瑞舒伐他汀,常见药为可定。

不良反应:该类药物最常见的不良反应主要是肝功能异常、轻度胃肠反应、头痛。与其他降脂药物合用时可能出现肌肉毒性,如肌肉痉挛、乏力、肌酶增高等。

综上所述,心肌梗死病人早期应用他汀类药物是利大于弊的,可以明显减少恶性心血管事件的发生。

β-受体阻滞剂治疗急性心肌梗死有哪些优点

肾上腺素能受体阻滞剂自20世纪60年代以来已广泛应用于心血管疾病的防治,在心力衰竭、冠心病、高血压、心律失常、心肌病等的处理中均可发挥极其重要的作用。已有大量的临床研究结果肯定了β-受体阻滞剂是冠心病中的重要一线治疗药物,交感神经兴奋与冠心病发生、发展关系非常密切。交感激活、心率增快引起外周阻力增加,内皮功能受损,血管壁剪切力增加,促进粥样斑块的形成和发展。并且增加了斑块破裂、形成血栓的危险,促进急性冠状动脉综合征(ACS)的发生,所以β-受体阻滞剂不仅能降低动脉粥样硬化、急性冠状动脉综合征的发生发展,还能有效预防、缓解心绞痛发生,提高生活质量。对于心肌梗死在急性期以及慢性期已成为正规治疗不可缺少的一部分。心肌梗死病人应用β-受体阻滞剂可以减少恶性心律失常的发生率、减少心肌重构,对于改善病人的生存率有明显作用。但该药的不良反应也应引起重视。

β-受体阻滞剂治疗急性心肌梗死的临床疗效更是被大量的临床研究所证实。较多临床研究提示,β-受体阻滞剂用于再灌注治疗之前可以显著降低病死率。因此,各个国家或地区的指南均将β-受体阻滞剂作为急性心肌梗死病人挽救生命的一线用药。1999年公布的 ACC/AHA 急性心肌梗死治疗指南中指出:对急性心肌梗死发作12小时内,并且无β-受体阻滞剂治疗禁忌证的病人,无论是否同时做溶栓治疗或直接 PTCA,以及无 ST 段抬高的急性心肌梗死均应立即使用β-受体阻滞剂。它不仅可使住院期间死亡或非死亡性再梗死/心脏骤停的合并发生危险度下降，也可使远期病死率、猝死率明显降低，是急性心肌梗死后二级预防中不可缺少的药物，原则上就终身服用。

β-受体阻滞剂有益于各种类型的冠心病病人，一是通过降低心肌收缩力、心率和血压，使心肌耗氧量减少；同时延长心脏舒张期而增加冠状动脉及其侧支的血供和灌注，从而减少和缓解日常活动或运动状态下的心肌缺血发作，提高生活质量。二是可缩小梗死范围，减少致命性心律失常，减低包括心脏性猝死在内的急性期病死率和各种心血管事件的发生率。三是长期应用可改善病人的远期预后，提高生存率，即有益于冠心病的二级预防。

在心肌梗死早期，如无禁忌证可尽早使用β-受体阻滞剂，尤其是前壁心肌梗死伴有交感神经功能亢进者，可能防止梗死范围的扩大，改善急、慢性期的预后，但应注意其对心脏收缩功能的抑制，在合并急性左心衰的情况下，应不适宜应用。常用的β-受体阻滞剂有：美托洛尔、比索洛尔、阿替洛尔、卡维地洛。具体应用应从小剂量开始服用，根据心率和血压的情况，每两周加用剂量，直至目标剂量。

不良反应：主要有心率减慢、传导阻滞、血压降低、心衰加重、外周血管痉挛导致的四肢冰冷或脉搏不能触及雷诺现象、疲乏和眩晕等。因此在应用时应注意心率情况，最简单的方法就是每天自测一下脉搏，如果心率低于55次/分，或出现血压低、头晕等症状应及时就医，调整用药。另外，服用时不可突然停药，以免引起反跳现象。长期使用该品时如欲中断治疗，需逐渐减少剂量，一般于7~10天内撤除，至少也要经过3天。尤其是冠心病病人骤然停药可致病情恶化，出现心绞痛、心肌梗死或室性心动过速。

血管紧张素转换酶抑制剂
治疗心肌梗死有哪些优点

血管紧张素转换酶抑制剂（ACEI）在心肌梗死和慢性心衰中的应用已走了 20 年的路程。急性心肌梗死后病人的远期和近期生存率是临床医生关注的问题之一，在心肌梗死病人中 ACEI 类药物的早期应用更是热点话题。急性心肌梗死后无选择地早期应用 ACEI 类药物的作用已被 CONSENSUS Ⅱ、GISSl3、ISIS4 和中国人心脏病研究（CCS1）等大型临床研究证实，汇总上述研究均说明尽早应用 ACEI 类药物可以减少梗死面积的延展和心室的重塑，抑制心脏扩大和室壁瘤的形成，有利于左心功能的恢复。ACEI 治疗使心肌梗死后病人的总病死率降低 26%，相当于每 1 000 例病人治疗 30 个月可避免大约 60 例死亡。此外，再发心肌梗死减少 20%、心力衰竭再住院减少 27%。

但是，ACEI 在临床实践中的应用仍然不尽如人意，存在使用率不高、使用剂量不足、选用不当等问题。为进一步改善我国广大临床工作者应用 ACEI 的状况，中华医学会心血管病学分会和中华心血管病杂志编委会指定专家组在全面认真分析 ACEI 临床应用循证医学证据的基础上，结合我国具体情况，撰写了 ACEI 在心血管病中应用的专家共识，就如何正确使用 ACEI 提出了许多非常实用的建议。

通过临床研究结果专家们对 ACEI 治疗开始的时间和病人选择上已有重要的发现：即如无禁忌证，ACEI 的早期应用将使急性心肌梗死病人早些获益。众所周知，高龄（大于等于 75 岁）、有陈旧性心肌梗死（OMI）史、糖尿病史、前壁心肌梗死及心率增快（大于等于 100 次）、Killip 分级大

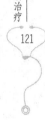

于1均是急性心肌梗死的高危预后因素,伴上述危险因素者也均是使用 ACEI 最受益的群体,唯高龄病人应慎用。

1996 年美国急性心肌梗死(AMI)治疗指南中指出:ACEI 应使用于所有急性心肌梗死病人(收缩期血压大于100 毫米汞柱,且没有明确禁忌证者),在其他常规治疗(阿司匹林、β-受体阻滞剂和再灌注治疗)施行且血压稳定后,应尽快开始(急性心肌梗死后 24~36 小时内),治疗应从小剂量开始,并在 24~48 小时内逐渐增加到足量。在急性心肌梗死时,由于冠状动脉阻塞,导致心肌急性坏死,会引起泵功能衰竭,从而产生心源性低血压或心源性休克,此时需慎用 ACEI,以免血压更低。但在血液动力学稳定的情况下,即心率及血压正常的情况下,应尽早使用。

综上所述:对于急性心肌梗死病人,早期应用 ACEI 绝对是有益而无害,可以明显降低病死率,改善生活质量。

血管紧张素转换酶抑制剂包括哪些药物

常用于降血压的血管紧张素转换酶抑制剂(ACEI)有第一代卡托普利,第二代不含巯基的 ACEI,如依那普利、苯那普利、地拉普利、赖诺普利、培哚普利等。

卡托普利(开博通):能抑制血管紧张素转换酶活性,降低血管紧张素水平,口服,每次 6.25~25 毫克,每日 2~3次。药物起效时间短,可作用 6~8 小时。

依那普利:为不含巯基的强效 ACEI,它在体内水解为依那普利酯而发挥作用,比卡托普利强 10 倍,常用 5~10毫克,每日 1~2 次,最大剂量为每日 40 毫克。

地拉普利:在体内转化成活性代谢物,具有高亲脂性及弱促缓激肽作用,抑制血管壁血管紧张素转换酶的作用强于依那普利与卡托普利,干咳发生率较依那普利低。每次30~60毫克,每日1次。苯那普利为不含巯基的强效、长效ACEI,肝、肾功能不全者可应用。常用10毫克,每日1次,可增至20~40毫克。严重肾功能不全者、心衰者或服利尿药病人,初始剂量为每日5毫克。充血性心衰者每日剂量为2.5~20毫克。

培哚普利(雅施达):为不含巯基的长效、强效ACEI,在肝内代谢为有活性的培哚普利拉而起作用。作用产生较慢,口服后1~2小时起作用,每次4毫克,每日1次,可根据病情增至每日8毫克,老年病人及肾功能低下病人应酌情减量。

雷米普利(瑞泰):不良反应为干咳,偶可使红细胞沉降率和丙氨酸氨基转移酶升高,停药后恢复。口服后1小时达高峰,每次5~10毫克,每日1次,可根据病情增至每日8毫克,老年病人及肾功能低下病人应酌情减量。

贝纳普利(洛汀新):本品在肝内水解为苯那普利拉,成为一种竞争性的血管紧张素转换酶抑制剂,阻止血管紧张素Ⅰ转换为血管紧张素Ⅱ,使血管阻力降低,醛固酮分泌减少,血浆肾素活性增高。苯那普利拉还抑制缓激肽的降解,也使血管阻力降低,产生降压作用。同时又能减低心脏负荷,扩张动脉与静脉,降低周围血管阻力或心脏后负荷,降低肺毛细血管嵌压或心脏前负荷,也降低肺血管阻力,从而改善心排血量,使运动耐量和时间延长。开始推荐剂量为口服5毫克,每天1次,首次服药需监测血压。维持量可用5毫克、10毫克每天1次。严重心功能不全者较轻中度心功能不全需更小的剂量。

福辛普利(蒙诺):福辛普利是一种含磷的新型血管紧

张素转换酶抑制剂（ACE 抑制剂），抑制血管紧张素转换酶，福辛普利为前体药，对 ACE 直接抑制作用较弱，但口服后缓慢且不完全吸收，并迅速转变为活性更强的二酸代谢产物福辛普利拉（fosinoprilat）。福辛普利拉通过其次磷酸基团和 ACE 活性部位中锌离子的结合，抑制 ACE 活性。该药对 ACE 的抑制作用产生下列效应：a. 血管紧张素 II 含量明显减少。b. 使醛固酮分泌减少，并使水钠潴留减少。c. 减少儿茶酚胺类物质释放，降低交感神经张力。此外，福辛普利通过对激肽酶 II 的抑制作用，使缓激肽失活减慢，缓激肽的舒血管作用得到加强。在所有 ACE 抑制剂中，福辛普利的特点为：a. 对 ACE 的抑制作用强。b. 作用持续时间长，一次口服福辛普利后可使 ACE 活性被抑制 24 小时以上。c. 可同时从肾脏和肝肠排泄，不易蓄积。在福辛普利应用后，血浆肾素和血管紧张素 I 浓度增加，血管紧张素 II 和醛固酮浓度下降。

咳嗽是 ACE 抑制剂最常见的不良反应，尽管造成咳嗽的缓激肽也是有益成分，但许多病人常因此停药。

血管紧张素 II 受体拮抗剂包括哪些药物

血管紧张素 II 受体拮抗剂（ARB）是继血管紧张素转换酶抑制剂（ACEI）之后又一类对于慢性心衰，逆转左室重构有较好疗效的药物，在心肌梗死早期应用，对于病死率的下降，改善生存率，提高生活质量，有较好的疗效。

ARB 对某些病人是绝对禁忌证，比如处于妊娠和哺乳期的妇女、已知对 ARB 过敏的病人。高血钾和单侧或双侧肾动脉狭窄的病人、使用补钾或含钾药物、血容量不足或低钠病人应用此类药物要谨慎。ARB 的不良反应通常是轻微且短暂的，主要有头痛、眩晕、心悸等，偶有咳嗽，罕见血管神经性水肿。常用的 ARB 有氯沙坦、缬沙坦、厄贝沙坦、坎地沙坦、替米沙坦和奥美沙坦。

氯沙坦（科素亚）：通常每日一次 50 毫克，对于血压降低，心功能降低的心肌梗死病人可考虑每日一次 25 毫克的起始量。氯沙坦特别适用于伴有 2 型糖尿病肾病的慢性心衰病人，因为它对这些病人有明确的肾脏保护作用。

缬沙坦（代文）：每日 1 次 80 毫克，进餐或空腹服用均可，建议每天同一时间用药。缬沙坦主要从胆汁排泄，胆道梗阻病人排泄减少，对这类病人使用缬沙坦应特别小心。不良反应轻微，有头晕、头痛、腹泻、疲劳、皮疹等。

厄贝沙坦（安博维）：通常建议的初始剂量和维持剂量为每日 150 毫克，饮食对服药无影响，但对某些特殊的病人，特别是进行血液透析和年龄超过 75 岁的病人，初始剂量可考虑用 75 毫克。常见不良反应为：头痛、眩晕、心悸等，偶有咳嗽，一般是轻微和短暂的，多数病人继续服药都能耐受，罕有荨麻疹及血管神经性水肿发生。

坎地沙坦：剂量为 4~8 毫克，每日一次，必要时可增加至 12 毫克，进餐或空腹服用均可。可能出现的不良反应有头痛、眩晕、疲倦、腹泻或胃部不适等。

替米沙坦（美卡素）：起始量 40 毫克，最大剂量为 80 毫克，均每日 1 次，轻中度肾功能不全病人一日用量不应超过 40 毫克。治疗 4~8 周后可获得最大降压效果。胆道阻塞性疾病病人、严重肝肾功能不全病人禁用。该药可引起腹泻，极少数发生血管神经性水肿、瘙痒、皮疹、荨麻疹等。

奥美沙坦（奥坦）：给药起始量 20 毫克，进食不影响服药效果,肝肾功能障碍者使用该药时不用调整剂量。奥美沙坦与其他药物同时应用时相互作用较少。

血管紧张素转换酶抑制(ACEI)
与血管紧张素受体拮抗剂
(ARB)有哪些不良反应

① 神经性水肿:服用本品曾发生过唇或面部水肿,如出现该症状,应立即停药,监护病人,直到水肿消失。声门、舌、喉部水肿可能引起气道阻塞,应停药,并立即进行适当治疗,如皮下注射 1:1 000 肾上腺素溶液。

② 低血压:严重缺钠的血容量不足者服用本品时可能发生低血压(如接受大量利尿药或透析治疗者)。开始服用本品前数天应停用利尿药或采取其他措施补充体液。对有可能发生严重低血压者(如心功能不全病人),服用首剂后应严密监护,直到血压稳定。如果发生低血压,应采取卧位,必要时静脉滴注生理盐水。

③ 粒细胞减少:自身免疫性疾病及肾功能不全者出现白细胞或粒细胞减少机会增多。对肾功能不全或有白细胞减少者,最初 3 个月内每 2 周检查白细胞计数及分类 1 次,以后定期检查。

④ 肾功能不全:少数病人服用本品后可出现暂时性血尿素氮、肌酐升高,停用该品和(或)利尿药,即可恢复。对肾功能不全者,在治疗前几周要密切监测肾功能,以后应定期检查肾功能。用本品时如肌酐清除率小于 30 毫升/分钟或血尿素氮、肌酐升高,需减低本品的剂量和(或)停用利尿药。

⑤ 咳嗽:ACEI 在体内的代谢过程中生成一种叫缓激

肽的物质,缓激肽也会产生如舒缓血管收缩,减轻内皮损伤等作用,但也会产生无法克制的无痰的咳嗽,而且这种咳嗽用任何止咳药都无效,有趣的是这种咳嗽在白种人中发生率并不高,而在黄种人中发生率高达 10% 以上,最终导致这部分人被迫停用 ACEI。相反,由于 ARB 不会产生缓激肽,在失去缓激肽这部分良好作用的同时,在一定程度上是 ACEI 的替代品。

⑥ 癌症:前段时间曾有研究认为 ARB 长期使用者的癌症发病率有明显增高,但近期经过更大规模的研究,已经明确否定了 ARB 的使用会导致癌症的发生,也就是说任何 ARB 的使用都是安全的。

⑦ 其他:偶见血钾升高,尤其在肾功能不全和并用治疗低血钾的药物时。偶见氨基转移酶升高。脑或冠状动脉供血不足,可因血压降低而加重。肝功能障碍时该品在肝内的代谢降低。

心肌梗死有哪些
二级预防治疗

由于心肌梗死是一个比较凶险的疾病,已经造成的心肌坏死使病人的生活质量大大降低,所以,不管是否进行了冠状动脉再通的介入治疗,对病人及其家属进行卫生宣传教育,使病人和家属对该病有所认识,了解各种防治措施的意义,使之减少对疾病的顾虑,在防治中能积极予以配合,从而改善生存率。根据该疾病的病因及易患因素,具体治疗如下:

① 安排合理膳食,以降低总脂肪、饱和脂肪酸和胆固醇的摄入,体重超重者要限制总热量。经膳食调整 3 个月

后,血脂水平仍明显异常者,可针对血脂异常特点,选用血脂调节剂。

② 吸烟者应力劝戒除。吸烟不光是动脉硬化的危险因素,也是心绞痛、心肌梗死和再梗死的危险因素。心肌梗死后恢复的病人,继续吸烟者再梗死发生率大约为不吸烟或吸烟已戒除者的 2 倍。挪威多中心研究,在心肌梗死后 17 个月中,戒烟者较继续吸烟者再梗死减少 45%,在 3 年后,戒烟者较吸烟者心脏原因死亡及再梗死明显降低。被动吸烟与吸烟者有相同危险,故应力劝病人的亲属戒烟,病人恢复工作后最好应在无烟环境中工作。吸烟可能诱发冠状动脉痉挛,血小板聚集,减低冠状动脉及侧支循环的储备能力。伴有高胆固醇血症者,吸烟程度与冠状动脉粥样硬化病变呈高度相关,吸烟可使冠状动脉病变加重,这些可能都地易诱发再梗死的原因。

③ 适当的体力活动和锻炼。可采取步行、体操、太极拳等锻炼方法以增强体质。

④ 由于高血压及糖尿病是冠心病的高危因素,合并高血压或糖尿病者,应予以适当的控制,严密地观测血压及血糖是非常重要的。

⑤ 抗血小板治疗。血小板不仅在动脉粥样硬化形成的过程中,而且在冠状动脉痉挛、血栓形成或心肌微循环中聚集等所导致的心肌缺血、心肌梗死或猝死中都起着重要作用。阿司匹林有抗小板凝集作用,对急性心肌梗死及有心脏血管疾病的二级预防可降低血管疾病的发生率及病死率。同时又是廉价易得的抗血小板制剂,不良反应低,便于长期应用。可长期口服阿司匹林 75～150 毫克/日,应空腹服用,可减少胃肠道刺激。如已进行介入治疗,需抗血小板双联治疗,可同时服用阿司匹林和氯吡格雷,以防支架内再狭窄。

⑥ 应用 β–受体阻滞剂。大量的临床试验结果证明β–受体阻滞剂能降低心肌梗死后再梗死的发生率、猝死发生率、心脏病死率和总病死率。常用 β–受体阻滞剂有美托洛尔，阿替洛尔、比索洛尔和卡维地洛等。

⑦ 稳定斑块治疗。有人会问，许多病人发生心肌梗死后，血脂不高，还要服用他汀类药物吗？首先要说明的是血脂水平的高低不是医院检验单上的正常值范围确定的，在决定进行药物调脂治疗时，需要全面了解病人冠心病及伴随危险因素。中国成人血脂异常治疗指南强调，调脂治疗应将降低 LDL-C 作为首要目标。结合我国的循证医学证据，不同危险人群开始药物治疗时的 LDL-C 水平及需要达到的 LDL-C 目标值有很大差异，因此不同的人群血脂的正常值是不同的。对于极高危病人，包括心肌梗死或缺血性心血管病合并糖尿病病人，LDL-C 目标值应小于 2.07 毫摩/升。除此之外，他汀类药物具有多效性，如抗炎作用、抗氧化作用、改善血管内皮功能、稳定斑块、减少神经内分泌激活、改善心肌重构、抗凝、抗血小板、免疫调节等作用，因此长期口服他汀类药物对于改善心肌梗死病人的长期预后有非常大的作用。我们知道急性心肌梗死是由于斑块破裂造成的，如果斑块破裂后，就会造成大量的血栓阻塞冠状动脉，从而造成心肌梗死，所以稳定斑块是重中之重，他汀类药物就有非常强的稳定斑块的作用，常用的有阿托伐他汀、氟伐他汀、辛伐他汀、瑞舒伐他汀等。

⑧ ACEI 或 ARB 的治疗。在临床上，经常有病人询问医生，心肌梗死病人血压不高，为何要服用 ACEI（ARB）类药物？过去 10 年中获得的大量循证医学证据充分证明了血管紧张素转换酶抑制剂（ACEI）治疗心血管病的价值。ACEI 已被推荐用于高血压、心力衰竭、冠心病、心肌梗死的

治疗及高危人群的二级预防,并写入国内外指南之中。ACEI 能竞争性地阻断血管紧张素Ⅰ(AngⅠ)转化为血管紧张素Ⅱ(AngⅡ),从而降低循环和局部的 AngⅡ 水平。ACEI 可增高缓激肽的水平,增加一氧化氮和有血管活性的前列腺素(前列环素和前列腺素 E 的释放。ACEI 还能阻断血管紧张素 1–7 的降解,使其水平增加,从而通过加强刺激血管紧张素 1–7 受体,进一步起到扩血管及抗增生作用。

研究证明,ACEI 治疗使心肌梗死后病人的总病死率降低 26%,相当于每 1 000 例病人治疗 30 个月可避免大约 60 例死亡。此外,再发心肌梗死减少 20%、心力衰竭再住院减少 27%。大多数专家认为,所有急性心肌梗死后的病人都需要长期使用 ACEI。急性心肌梗死早期因各种原因而未使用 ACEI 的病人,应该带药出院并长期使用。因此,对于心肌梗死病人无论有无高血压,均应长期口服 ACEI(ARB)类药物。应用该类药物可以明显改善生存率,逆转左室重构,防止心脏进一步扩大,提高生活质量。急性心肌梗死恢复后,应在医生的指导下坚持服药,门诊随访,观察病情,调整用药。如又再现心绞痛时,应及时去医院诊治,以防止再梗。

急性心肌梗死合并心功能衰竭怎么办

心力衰竭是急性心肌梗死常见的并发症之一,主要是急性左心衰竭。

① 一般治疗措施:a. 绝对卧床休息:对于急性肺水肿病人宜采取半卧位,两腿下垂以减少下肢静脉回流,降低心脏前负荷,同时由于坐位时横膈下降有利于肺的换气功能。b. 供氧:采用间歇或连续面罩加压供氧较鼻导管供氧为好。

c. 镇静：紧张和烦躁病人酌情应用安定、苯巴比妥钠等。

② 应用吗啡或哌替啶（度冷丁）：吗啡对心肌梗死病人不仅能止痛、镇静，且能扩张周围血管，增加血管床容量，降低肺毛细血管压力，从而减轻前后负荷。此外，吗啡能阻断交感神经反射，抑制呼吸中枢过度兴奋，能减轻烦躁不安、呼吸困难和焦虑等自觉症状，对心肌梗死并急性左心衰是首选药物之一。一般剂量为皮下或肌注吗啡 5~10 毫克，或静推 3~5 毫克，对下壁心肌梗死、心动过缓或 Ⅱ 至 Ⅲ 度房室传导阻滞、高龄、体弱、有慢性呼吸道疾病者忌用或减量慎用。哌替啶（度冷丁）与吗啡作用相似，但作用较弱，对呼吸抑制作用轻，一般剂量为50~100毫克肌注，必要时隔3~4 小时以上重复 1~2 次。

③ 合理使用血管扩张剂：一般选用原则是若以肺允血、肺水肿为主，左室舒张末压明显增高而无明显周围灌注不足者，宜选用静脉扩张剂，如硝酸甘油。如果心搏出量降低，周围灌注不足，而肺充血不严重者宜用小动脉扩张剂，如肼苯哒嗪、巯甲丙脯酸。若急性肺水肿并外周血管阻力明显增高者，可用苄胺唑啉。若心脏前后负荷均增高，可选用硝普钠。血管扩张剂应在足够的有效血容量前提下使用。若用药后血压下降大于 2.67 千帕（20 毫米汞柱）者应减量或停药，血压过低，可酌用升压药，如多巴胺或间羟胺。

④ 利尿剂的合理使用：通过快速利尿减少血容量以降低前负荷，适用于急性肺水肿者，对右室梗死则不宜使用。一般选用呋塞米（速尿）、利尿酸或布美他尼（丁脲胺）。注意水、电解质平衡，防止心脏前负荷不足。

⑤ 正性肌力药物的应用：心肌梗死病人心衰不同于其他心衰，首选吗啡、利尿剂和血管扩张剂，而正性肌力药物仅作为三线药物。

⑥ 改善心肌代谢、营养心肌药物：如1,6-二磷酸果糖、细胞色素C、辅酶Q10、肌苷等。

⑦ 其他治疗措施：控制心律失常、纠正酸碱和水电解质失衡。有条件可施行主动脉内气囊反搏术或行冠状动脉搭桥术。

⑧ 如上述药物治疗无效情况下，可用BIPAP呼吸机面罩吸氧，可以明显减轻肺水肿，缓解气急症状。

急性心肌梗死合并血压降低怎么办

临床上根据休克是纯属于心源性，抑或尚有周围血管舒缩障碍或血容量不足等因素，给予分别处理。

① 补充血容量：估计有血容量不足，或中心静脉压和肺楔嵌压低者，用低分子右旋糖酐或5%~10%葡萄糖液等静脉滴注，输液后如中心静脉压上升大于1.77千帕(18毫米汞柱)，肺楔压大于2.0~2.4千帕(15~18毫米汞柱)，则应停止。但右心室梗死时，中心静脉压的升高则未必是补充血容量的禁忌。

② 升压药或血管扩张剂的应用：当补足血容量后，血压仍不升，收缩压小于12千帕(90毫米汞柱)而肺楔嵌压和心排出量正常，病人四肢温热者，提示低排低阻，周围血管张力不足，可予多巴胺(每分钟4~10微克/千克)或用多巴酚丁胺(每分钟5~15微克/千克)静滴，无效可用间羟胺、去甲肾上腺素静滴，滴注时注意观察血压，根据血压变化调整滴速；如果补足血容量后，血压仍不升，而肺楔嵌压增高，心排血量低或周围血管显著收缩致四肢厥冷、皮肤苍白或紫绀、出冷汗、烦躁、脉压差小、尿少等，为低排高阻现象，可用血管扩张剂，最常用亚硝基铁氰化钠(15~100微克/分)，也可用硝酸

甘油、酚妥拉明。也可联合应用多巴胺或多巴酚丁胺。

③ 纠正酸中毒：休克状态常有代谢性酸中毒，酸中毒可降低心肌收缩力，引起心律失常，故常用5%碳酸氢钠100～200毫升静滴。

④ 糖皮质激素应用：经补液及升压药物应用酸中毒纠正后，症状仍无好转者，可考虑用地塞米松、强心苷。但一般激素应用不超过72小时。

⑤ 上述治疗无效时，可用主动脉内气囊反搏术进行辅助循环，然后做选择性冠状动脉造影，根据造影结果，进行介入手术或冠状动脉搭桥手术。

治疗心肌梗死有哪些中药

中药在冠心病的治疗中仅作为西医正规治疗的补充，尽管统计大约有70%的冠心病病人长期使用中药治疗，但有限的研究表明中药治疗目前仅可能缓解心绞痛，对冠心病的远期疗效没有明确证据。

治疗冠心病的中药大致可分为活血化淤和芳香温通两种。活血化淤药为丹参、三七、水蛭、蜈蚣等，从现代药理学的角度具有降低血黏度、抑制血小板聚集、防治血栓形成、甚至溶栓作用；芳香温通代表用药麝香保心丸，含麝香、苏合香、肉桂、人参、蟾蜍等具有保护血管内皮、抑制动脉粥样硬化、稳定斑块等作用。两种药物临床使用应根据病人的情况加以选择。对于血液高凝状态的冠心病病人可以使用活血化淤药物，但对于有出现危险的病人应谨慎应用。如合并肝硬化食管静脉曲张、脾抗病人，脑部血管畸形、血小板减少症、血友病以及长期服用抗小板药物的病人，应注意引起大出血的危险。芳香温通药物如麝香保心丸，不仅能够快速缓解胸闷、胸痛等心绞痛症状,长期使用能够保护血管内皮。对于动脉粥样硬化病变严重以及胸闷憋气症状明显的病人较合适长期使用不良作用少,除孕妇外,各种类型的冠心病都可应用。

什么是急性心肌梗死的介入治疗

急诊介入治疗,是在发生急性心肌梗死时,先穿刺动脉(股或桡)建立进入冠状动脉的路径,再通过导管和导丝将一个装有微小的网状合金管的压缩球囊送入罪犯血管的病变部位,扩张球囊撑开支架,使其紧贴血管壁,接着回缩球囊,导丝和导管,支架就被永久地置于该处。血管就得以撑开,血流保持畅通,从而使濒临坏死的心肌得到救治。这种治疗方法具有创伤小、疗效好、并发症少和病死率低的优势,但急诊介入治疗对手术医生的技术水平、经验,仪器设备,以及医生团队协作的要求很高。还要求尽量能在病人就诊后 60~90 分钟内,开始进行介入治疗等。因此,此项手术目前在国内,只有一些大型心脏介入中心才能开展。

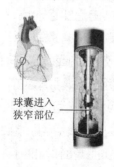
球囊进入
狭窄部位

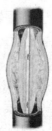
球囊扩张

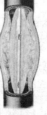
支架进入

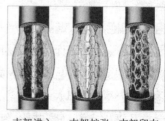
支架扩张　支架留在
冠脉内

急诊冠状动脉介入示意图

急性心肌梗死介入治疗能治愈吗

这是一个最常见的认识误区。急性心肌梗死的介入治疗只是使那些濒临死亡的心肌细胞得以挽救,对于已经坏死的心肌细胞没有挽救作用。也就是说,心肌梗死发生后并不能逆转。所以,虽然在急性心肌梗死时做了紧急介入治疗手术,并不能说心肌梗死就治好了。正是因为如此,即使是进行了介入治疗,急性心肌梗死的病人也应该按照心肌梗死发生的一般规律进行常规治疗。该卧床就卧床,该吃药就吃药,与一般的心肌梗死并无两样。再强调一遍,介入治疗只是打通了堵塞的血管,挽救了濒临死亡的心肌细胞。已经死亡的心肌细胞及其所引起的一系列后果并不能因为开通了堵塞的血管而逆转。正是这个原因,目前认为应在不稳定心绞痛期间就应进行介入治疗,防止发生心肌梗死。

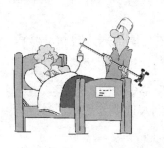
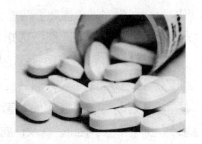

介入治疗与溶栓治疗有哪些疗效区别

根据近年国内外大量研究报道,绝大部分急性心肌梗

死病人,急诊介入治疗优于溶栓治疗,这是因为:

① 即刻疗效优于溶栓治疗:表现为血管从闭塞到开通的时间(医学上称之为再通)快(30分钟与90分钟),平均再通率高(95%与65%);达到正常血流速度的比率高(90%与55%)。

② 急诊介入治疗(尤其是急诊冠状动脉支架术)使阻塞处残余狭窄明显减轻或消失,故疗效稳定、缺血复发及心肌梗死再发生率低,长期效果好。

③ 出血风险较低:而溶栓治疗老年病人急性心肌梗死者,颅内出血并发症高达3.5%。

④ 心脏破裂、乳头肌断裂等急性心肌梗死产生的机械性并发症的发生率明显降低。

⑤ 溶栓治疗对合并心源性休克的急性心肌梗死病人不降低病死率,而成功的急诊介入治疗可使急性期心源性休克病死率降低一半以上。

⑥ 明显缩小心肌梗死面积,故可使心肌梗死后室壁瘤、缺血性心肌病所表现的心力衰竭、猝死等严重并发症发生率降低,更好地改善心脏功能。

⑦ 通过急诊冠状动脉造影术可明确病人冠状动脉病变的全部情况,对多支病变者的梗死相关冠状动脉行急诊介入治疗后,可择期对其他病变冠状动脉行介入治疗或搭桥术治疗,以达到完全性血运重建,从而明显改善了多支病变冠心病病人的缺血症状及预后。

⑧ 在创伤非常小的情况下迅速达到梗死冠状动脉的完全再通,故成功急诊介入治疗术后的病人较溶栓治疗者恢复快、下床活动早、住院日短、恢复工作的周期缩短。

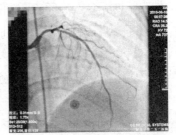

前降支急性闭塞　　　　　前降支开通支架后

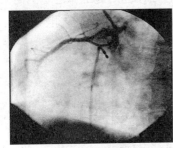

右冠急性闭塞

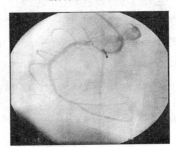

右冠开通支架后

急诊介入即刻开通梗死相关动脉

紧急介入治疗的目的是什么

急性心肌梗死是由于冠状动脉突然堵塞所致，造成冠状动脉突然堵塞的主要原因是冠状动脉内血栓形成。如果不及时开通堵塞的冠状动脉，很多心肌细胞就会坏死。由于人的心肌细胞坏死后不能再生，加上心肌细胞坏死会导致心脏电活动的不稳定性，容易造成突然死亡（医学上叫作猝死）。所以，必须尽一切可能，及早使堵塞的冠状动脉开通。

冠状动脉开通后，对已经死亡的心肌细胞虽无作用，但可以将那些快要死亡的心肌细胞救活。从这个意义上说，急性心肌梗死介入治疗的目的是挽救那些尚未死亡的心肌细胞,对已经坏死的心肌细胞则没有挽救作用。将堵塞的冠状动脉开通越早,病人获益越大。此外,早期开通堵塞的冠状动脉对维持心脏电活动的稳定性,防止或减轻以后心脏的扩大都有重要的意义。因此,一般来说,急诊冠状动脉介入治疗通常在症状发生 12 小时内进行,超过 12 小时后,效果会差很多。但是,对于那些有持续性心前区疼痛的急性心肌梗死病人,可以不受上面所说的时间限制。因为,心前区疼痛本身提示有心肌缺血的存在,是心脏的"呼救信号"。

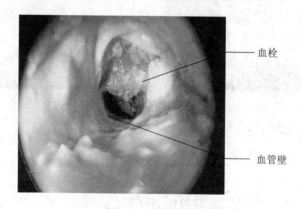

血栓

血管壁

冠状动脉横断面显示急性血栓栓塞

介入治疗与心脏搭桥哪种方法更好

在心肌梗死的血运重建治疗中,一般有两种方式,即内科医师进行的介入(支架)治疗,和外科医师进行的冠状动脉搭桥手术两类。在选择手术方式上,关键要看发病时间及梗死部位、面积。

心脏支架治疗的过程很简单,病人在局部麻醉的情况下，就能接受手术，一般在治疗后24小时后就可以下床。心脏搭桥手术顾名思义，就是用病人自己的一段血管（如乳内动脉、腿上的大隐静脉等），将病变处冠状动脉的远端和主动脉连接起来，这种手术称为冠状动脉旁路移植术，一般形象地将其称为在心脏上架起了"桥梁"，俗称"搭桥术"。

近年来，随着药物支架等技术进步，内科介入的效果也逐步赶上了外科治疗，尤其是在一些急诊心肌梗死病人的急救中，由于介入治疗简单、快速，可以很快的打通闭塞的心脏血管，为进一步治疗提供了宝贵的基础，挽救了很多病人的生命；但是由于介入治疗后很容易出现再次血管的狭窄和闭塞，而且大面积的梗死内科治疗疗效差，介入治疗成功率也比较低。所以，长期的效果还是外科比较好，尤其是对于年轻的病人来说更为重要，所以如果病情严重，比如是多支复杂病变，需要多个支架，或者虽然是单支血管病变，但介入无法打通闭塞的血管；那么首先选择外科搭桥手术更加合理。

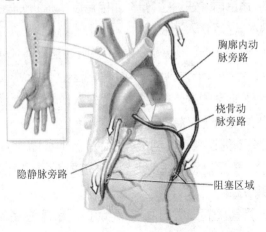

胸廓内动脉旁路

桡骨动脉旁路

隐静脉旁路

阻塞区域

心脏搭桥手术示意图

现代医疗技术发展速度很快,不论是支架手术还是搭桥手术都已经比较成熟,正是由于血运重建技术的进步,急性心肌梗死病人的病死率已经由30%下降到了10%以下,建议发生心肌梗死的病人及早手术,早日康复。

哪些急性心肌梗死病人适宜介入治疗

① 伴有 ST 段抬高或新出现的完全性左束支传导阻滞的心肌梗死病人,能在发病 12 小时内施行介入治疗;或是发病 12 小时后仍有症状者,由有经验的介入医生在具备一定条件的导管室及时施行及介入治疗,为公认的适应证。

② 伴有 ST 段抬高或新出现的左束支传导阻滞的心肌梗死病人,发病 36 小时内发生心源性休克,年龄小于 75 岁,可以在休克发生 18 小时内由有经验的介入医生在具备一定条件的导管室完成介入者,也为公认的适应证。

③ 适合再灌注治疗,但有溶栓治疗禁忌证的急性心肌梗死病人,可行介入治疗。

④ 对于非 ST 段抬高的急性心肌梗死(NSTMI)病人是否要进行介入治疗,目前认为需建立在危险分层的基础上,危险度越高的病人越应尽早行介入,而对于低危 NST-MI 病人风险大于收益,不主张行介入治疗。

具有下列临床表现的极高危(符合 1 项即可)且无严重合并疾病、冠状动脉病变适合介入的病人,争取在 2 小时内紧急治疗:

① 严重胸痛持续时间长、无明显间歇或胸痛大于 30 分钟。

② 心肌酶显著升高超过正常值 10 倍。

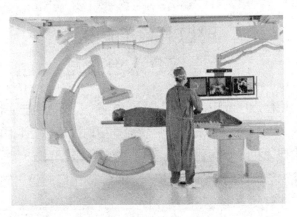

心导管室内的心血管数字平板造影机

③ 心电图提示 ST 段显著压低（大于等于 2 毫米）持续不恢复或范围扩大。

④ 病人血压不稳定。

⑤ 有心力衰竭临床表现（LVEF 小于 35％），新出现或恶化的二尖瓣返流。

⑥ 严重恶性心律失常。·

⑦ 既往接受过冠状动脉介入或搭桥手术病人。

具有下列临床表现的中、高危病人（符合 1 项即可）可在 72 小时内实行介入治疗：

① 心肌酶升高小于正常值的 10 倍。

② 心电图提示有 ST 段压低（小于 2 毫米）。

③ 强化抗缺血治疗 24 小时内反复发作胸痛。

④ 有心肌梗死病史。

⑤ 冠状动脉造影曾显示冠状动脉狭窄。

⑥ 肾功能不全肾小球过滤率（GFR）小于 60 毫升/分。

⑦ 心功能不全左心室射血分数（LVEF）小于 40％。

⑧ 糖尿病病人。

已做溶栓的病人
还需做介入治疗吗

溶栓治疗成功,梗死相关动脉再通后,没有明显症状的病人,即刻行介入治疗(PCI)狭窄病变对挽救缺血心肌、预防再梗死和降低病死率没有明显益处。甚至有试验显示,溶栓治疗成功后即刻球囊扩张可使穿刺部位血管出血、心肌缺血复发、急诊搭桥手术和死亡等并发症增加。

但溶栓治疗失败后病人仍然有持续胸痛或反复心肌缺血,此时行介入治疗使闭塞的血管再通称为补救性介入治疗。随机临床试验证实,补救性介入治疗可降低住院病死率和心力衰竭发生率。但是应该注意溶栓药物可能使血栓并发症增加。另外,溶栓药物、肝素、抗血小板药物的联合应用可以增加局部或内脏出血的可能性。下列溶栓后的病人可考虑行介入治疗:a. 溶栓后仍有明显胸痛,ST 段抬高无显著回落,临床提示未再通或有再梗死证据者。b. 心源性休克或病人血压不稳定者。溶栓失败后 48~72 小时常规介入或溶栓成功后即刻介入治疗狭窄的梗死相关动脉都是不适合的。

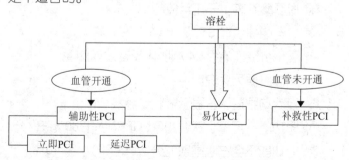

溶栓后 PCI 的示意图

急性期过后的病人
还需做介入手术吗

许多证据表明,即使在数小时或数天后开通梗死相关动脉也能改善预后,其机制不是挽救心肌,而是预防梗死区扩张和膨胀、左心室重塑和恶性室性心律失常,这些都有利于改善心肌梗死病人的生存率。鉴于冠状动脉造影能提供重要的解剖、功能和预后的信息,而且比较安全,心肌梗死病人出院前行冠状动脉造影,并根据情况做介入治疗是合理的。

① 有自发或诱发的心肌缺血,持续血压不稳定者,为公认介入治疗的适应证。

② 左心室射血分数小于 40%、左心衰竭、严重室性心律失常者,大多认为应行介入治疗。

③ 介入治疗开通闭塞的梗死相关动脉;或对所有非 Q 波心肌梗死病人行介入治疗;或急性期出现过左心衰竭,但左心室射血分数大于 40%者,也可考虑行介入治疗,但其价值尚待证实。

④ 急性心肌梗死 48 小时内无自发或诱发的心肌缺血者,采用介入方法开通闭塞的梗死相关动脉是不适合的。

做介入手术时为何
要使用造影剂

造影剂又称对比剂是一种诊断用药,最主要的成分是碘。碘的特点是不透 X 线,进行检查时,可利用碘在体内的分布产生对比;或使通常 X 线片上看不到的血管和软组织清晰成影,以协助医生作出可靠的诊断。对比剂可以被注射到动脉或静脉中,并很快分布于血管系统。对比剂不会在体内代谢("用掉")或变化,它们将经过泌尿系统排出体外。因此,对合并需要限碘的疾病,如甲亢的患者也不会影响原有疾病。目前用于心血管系统检查的造影剂均为有机碘造影剂。理想的有机碘造影剂应符合以下条件:含碘量高,对比度大,亲水性强。溶液不带电荷,机体容易耐受,渗透压低,黏度低。价格低廉,使用方便。其中溶液不带电荷及低渗透压最重要。

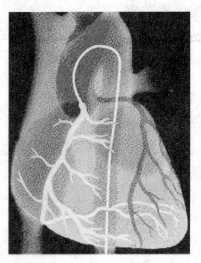

造影剂显像证实

目前所用的常规对比剂在通常情况下相当安全。但某些病人仍会出现轻度或中度的不良反应,个别情况下还可能出现极少见的严重的不良反应。几年前,在日本进行了一项包括33.7万多例的临床研究,结果表明:无论离子型对比剂还是非离子型对比剂,严重反应的发生率都非常低,轻度不良反应的发生率也很低。但使用非离子型对比剂比离子型对比剂更安全,不良反应更少。

介入治疗有哪几种造影剂

心脏介入用的有机碘造影剂可按分子结构分为离子型和非离子型两大类,再分成单体与二聚体;据渗透压的不同可分为3类:高渗造影剂、低渗造影剂、等渗造影剂。目前临床上使用较多的碘海醇(欧乃派克)、碘帕醇(碘必乐)和碘普胺(优维显)属于低渗的非离子型单体有机碘造影剂,而碘克沙醇(威视派克)属于等渗的非离子型二聚体有机碘造影剂。

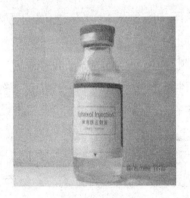

含碘造影剂安瓿

理论上非离子型、低渗及等渗造影剂可提供更高质量的影像和更小的肾毒性,但是低渗造影剂也不能完全避免肾毒性,目前的证据提示,对于慢性肾脏疾病的高危病人,尤其是糖尿病病人,动脉内给予非离子型、等渗造影剂导致造影剂肾病的危险性最低,况且急诊手术,为了尽量早的开通闭塞血管,医生可能无法对病人的肾功能情况做详细的评估。因此,选择等渗造影剂的安全系数相对最高,但对于没有肾脏基础疾病或造影剂肾病高危因素的病人,上述造影剂均是可以选择的。

急性心肌梗死介入治疗应选用哪种支架

目前临床上常用的支架分为金属裸支架和药物洗脱支架两大类。金属支架诞生于20世纪80年代,它的出现改善了当时急诊心肌梗死介入高病死率和急诊搭桥手术的风险,使介入治疗成为急性心肌梗死的一种可以被接受的有效手段,但其高达20%~30%的再狭窄率成为该项技术被进一步广泛应用的瓶颈。本世纪初出现的药物洗脱支架给金属裸支架穿上一层防止形成再狭窄药物的"外衣",缓慢释放药物以降低再狭窄的发生,从而使再狭窄的发生率降至6%~10%,并且大多数临床研究也肯定了药物支架与金属支架相比在治疗急性心肌梗死方面具有相同的安全性和有效性,因此金属支架的地位曾经一度被药物支所完全取代,国内外的权威指南都认为药物支架可替代金属支架用于急性心肌梗死病人的直接介入治疗。然而,随着药物支架的应用在临床上从逐渐推开,2006年起,以晚期血栓为代表的药物支架远期安全性问题越来越被关注和重视,成为近年来学术研究的热点,虽然尚无确切定论,但基于目前的一些研究,药物支架晚期血栓的发生率较金属支架有增高的趋势,但总体的发生率仍是非常低的。因此,既然还没有出现一种"完美支架",那么,在心肌梗死病人的介入中需要视具体情况而选择两者之一。

一般认为,目前对于左主干或前降支近端的病变,小血管(小于2.75毫米)病变,长病变(大于20毫米),糖尿病,多支病变等可选择药物支架,而对于大血管(大于3.5毫

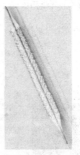

支架球囊

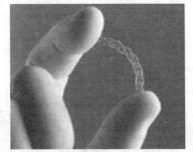

支架的金属层

米)病变,出血风险高或高龄病人则可能金属支架更为适合。若心肌梗死病人存在消化道溃疡性疾病、出血倾向、合并肿瘤、近期计划行大手术、或不能长期坚持双重抗血小板治疗者,不应植入药物支架。但是,在心肌梗死病人进入急诊室而需医生尽快判断时,很难对病人进行全面的评估。因此,有国内专家建议,更稳妥的做法可能是选择金属支架处理梗死相关冠状动脉,待整体评估病人情况后,若需择期处理其他血管时可选择药物支架。同时也期待更多的证据能为急诊介入的实践提供指导。

急诊介入手术之前病人需做好哪些准备

　　医生向病人及家属介绍病情介入治疗的优点和缺点,并简单讲解手术过程,对术中有可能出现的意外及手术后并发症向病人本人,病人单位领导、及家属交代清楚并签手术协议书。

　　病人应告诉医生正服用的药物,包括中草药和保健药品,如对碘剂、任何的药物、食物、花粉及海鲜过敏也应该报告医生。

手术前医生会让病人口服抗血小板药物阿司匹林和氯吡格雷,这两种药物一起合用时,有协同抗血小板作用。因为抗血小板治疗是减少经皮冠状动脉介入治疗术病人术后缺血性并发症的一项重要辅助治疗。

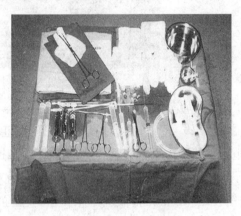

介入手术车上的常用器械

护士根据手术部位常规准备皮表;经桡动脉途经介入治疗的备皮区域是:将右前臂用手腕部的体毛刮净;经股动脉途介入治疗的备皮区域是:双侧腹股沟处和会阴部。

手术前要求禁食水。

护士要指导训练病人床上解小便,手术前护士在病人的左前臂处行静脉留置针穿刺。

进入导管室前嘱病人排空膀胱,摘掉手表、手镯、眼镜、假牙、首饰等贵重物品。

急诊介入手术是从手上做好还是从腿上做好

介入治疗通常是通过穿刺股动脉(从腿上)或桡动脉

（从手上）来建立进入冠状动脉通道的。经股动脉是经典途径，但是经股动脉路径治疗急性心肌梗死时易发生局部出血和周围血管并发症，并影响抗血栓治疗的进程。过去认为在不适合股动脉路径手术或股动脉路径失败时才考虑经上肢行介入手术，包括经肱动脉和经桡动脉两种方法。随着桡动脉介入技术在我国迅速大规模的开展，能够熟练掌握该技术的医生越来越多，比较股动脉路径，桡动脉路径的优势也逐渐体现出来，它具有穿刺损伤小、血管并发症少、术后止血方便、病人术后早期即可下床活动、恢复快、不影响抗凝药物的连续使用、住院时间减少等优点。近期的国内外临床研究结果显示，经桡动脉途径与经股动脉途径相比，手术穿刺成功率、介入术后冠状动脉血流 TIMI 3 级率、从麻醉到第一次球囊扩张时间及整个手术时间两者比较差异均无显著性，而术后与穿刺相关并发症经桡动脉途径组却明显低于经股动脉途径组。但这并不意味着急诊将放弃股动脉路径。

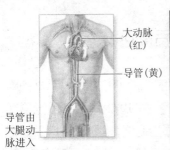

大动脉（红）

导管（黄）

导管由大腿动脉进入

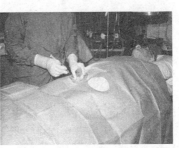

股动脉穿刺示意图

经桡动脉途径也有它本身的限制。其原因是桡动脉内径相对小，操作时不够方便和不够灵活，对介入材料要求高，而且，如果操作时间过长，易出现血管痉挛，导致手术无法继续操作。经桡动脉途径操作对血管要求明显提高，动脉硬化、血管畸形是造成延长操作时间及手术失败的主要原因,故经桡动脉路径技术对术者和病人的要求相对较高。结合目前国内各大导管中心的实际情况,由经验丰富的介入医师经桡动脉途径行急诊介入治疗是安全可行的,尤其对于血流动力学稳定的病人,可作为常规入路之一。但对于高龄、外周血管条件差、病情相对危重,尤其是血流动力学不稳定,伴恶性心律失常,需要临时起搏或主动脉内球囊反搏支持的病人股动脉仍是理想的选择。

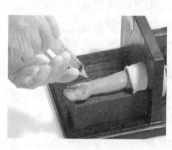
桡动脉穿刺示意图

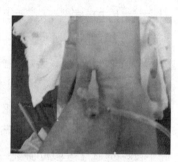
穿刺后置入桡动脉鞘

急诊介入手术后需卧床多久

　　单纯从手术的角度来讲,卧床制动的时间因手术的路径不同而有所区别。经桡动脉手术的病人术后一般无需绝对卧床,只要将被手术的上肢适当抬高,相对减少其活动幅度即可,医生会每 2 小时从压迫气囊中回抽 2 毫升空气,直至充分止血后拆除气压装置。从股动脉做手术的病人,穿刺处没有使用血管封堵或缝合装置的话,一般要保留股动脉鞘管至术后 6~8 个小时,医生到床边拔鞘后,手压穿刺点约 15~30 分钟,确认止血成功后再用纱布绷带加压包扎固定,24 小时后方能拆除,如没用活动性出血,病人才能逐渐开始在床上翻身活动，期间根据病情需要还可能局部用沙袋加强止血效果。如果术后使用血管封堵或缝合装置，并且即刻止血成功的话，病人手术侧肢体只需纱布绷带包扎固定并制动约6小时，拆除固定物确认穿刺点无活动性出血后即可在床上开始活动，但仍要循序渐进，刚开始活动时可用同侧手指轻按保护伤口，以免在再出血。对于一些出血风险较大的病人，如高龄、外周血管条件差，凝血功能障碍、多次穿刺、已出现外周血管并发症（血肿、假性动脉瘤和动静脉瘘等）以及使用强化抗凝抗血小板治疗的病人，包扎和制动时间需要适当的延长。

需要重点提醒病人的是，尽管从手术的角度制动有一定的时间范围，有的病人术后症状也快速得到改善，但急性心急梗死仍然导致了大量心肌细胞不可逆的损伤或死亡，心脏的收缩舒张功能及其电活动仍然处于不稳定状态，同时支架植入后也可能出现一些急性的并发症。因此，在术后1周左右的时间里，多卧床休息，积极配合后续的治疗、保持情绪稳定、持续心电监护等仍是非常必要的，这样才能使"受伤"的心脏得到充分的保护和休息，为减少病情恶化和将来心脏功能的恢复打下良好的基础。

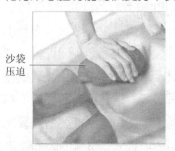

沙袋压迫

心脏导管结束
股动脉压迫止血法

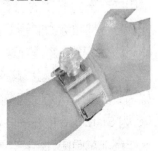

桡动脉压迫器

何谓血管闭合装置

经股动脉介入手术结束后，血管穿刺点上会存在黄豆大小的"窟窿"，而此时病人血液中已有大量的抗凝和抗血小板的药物不利于伤口的止血。正如前文所述，为了将其闭合，有的病人将被要求绝对卧床 30 小时以上，期间病人舒适度明显下降，有的甚至烦躁不安，无法休息，影响病情恢复，同时腹膜后血肿、急性尿潴留、深静脉血栓、肺栓塞等并发症的风险也会增加，因此，为了能加快穿刺点止血的速度，提高病人的舒适度和安全性，减少绝对制动时间及其所带来的一系列问题，血管闭合装置应运而生，目前已经在临床上广泛使用，尤其是在发达国家，更是成了手术的常规步骤。

国内当前使用的血管闭合装置基本上可分为封堵器和缝合器两大类。所谓封堵器是指用过导管系统，将能够快速凝结的生物胶块送至穿刺口，释放出堵住穿刺处，并促进伤口附近的凝结反应，使穿刺点能在较短时间内停止活动性出血，而植入的生物黏胶会在 3~6 个月后自动降解。其常用的产品为圣犹达公司的 Angio-Seal 外周血管封堵装置。另一种被称为血管缝合器的装置是以雅培公司的 Perclose 为代表的，它能让医生通过该装置在穿刺口处打一个渔夫结，从而将伤口缝起来，达到快速止血的目的，缝线在体内大约 6 个月的时间被降解吸收。现在还有新型的缝合器，如 Starclose 也在一些导管室中应用。两种闭合装置的操作都非常简便，操作中病人除可能出现短暂的酸痛或胀痛外一般无明显不适反应，两者的成功率都在 95% 以上，术后制动的要求一般都在 6 小时左右。需要指出的是不是每个病人都适合使用血管闭合器的,股动脉严重扭曲、明显钙化斑块、重度血管狭窄和穿刺点邻近血管分叉处等病人不能使用,这一点手术医生会在股动脉造影后予以明确。即使闭合器使用失败,只要及时发现,一般也不会引发严重后果,马上转为手压止血的方法就可以了。

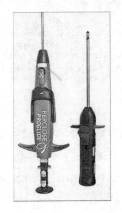
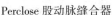

Perclose 股动脉缝合器

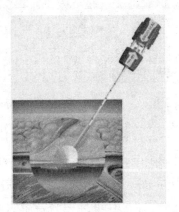

Angio Seal 股动脉闭合器

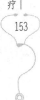

因此,只要病人血管条件合适,医生都会建议其使用血管闭合器来进一步提高手术恢复的效率,改善术后的生活质量,减少不必要的痛苦和并发症。

什么是血栓抽吸装置

血栓抽吸装置是用于冠状动脉介入治疗过程中,直接将冠状动脉内的血栓成分,通过特殊的导管抽出体外的方法。血栓抽吸导管及器械的种类有:a. 单纯利用负压抽吸原理,使血栓通过抽吸导管抽吸到血管外的血栓抽吸导管(ZEEK 血栓抽吸导管等)。b. 利用导管前端的螺旋切刀,将血栓旋割并通过抽吸将血凝块抽出体外的血栓切除导管系统（X-Sizer 血栓切除导管系统等）。c. 利用加压生理盐水喷射，将血栓破碎并通过抽吸将血栓碎块抽出体外的取血栓系统（Angiojet Rheolytic 取血栓系统等）。

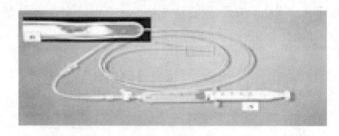

血栓抽吸导管系统

从最近临床使用情况看，由于血栓抽吸导管具有系统构造简单，不需要复杂的机械装置，临床操作简便、快捷、实用等特点，被认为最适合用于急性心肌梗死的介入性再灌注治疗。应用血栓抽吸导管抽吸去除冠状动脉内血栓，通常是将插入冠状动脉内的血栓抽吸导管一边进行负压抽吸一边将导管从病变近端向远端推进。冠状动脉内的血栓因为负压抽吸作用而连同冠状动脉内的血液一起被抽吸出体外。位于血栓抽吸导管前端抽吸口附近的血栓，容易被直接抽吸出体外，其他部位的血栓，由于负压抽吸产生的血流被卷带到导管抽吸腔内而被抽吸出体外。

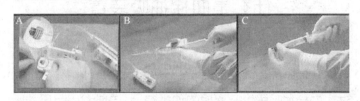

血栓抽吸过程

临床应用血栓抽吸导管进行急性心肌梗死的介入性再灌注治疗，直接抽吸去除冠状动脉内血栓，开通血管效果直

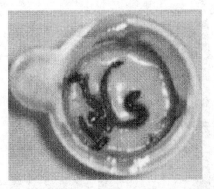

抽出体外的血栓

观明确,操作简便实用。尤其是在冠状动脉内明显有大量血栓的情况时,应用血栓抽吸治疗显示临床效果明确,同时对减少急性心肌梗死再灌注治疗后的无复流及末梢栓塞等现象的发生也有积极作用。并且,由于清除了病变部位的血栓,也有利于显示病变部位形态及获得病变部位末端的情报,更加有助于对病变部位进一步的介入治疗。所以,在急性心肌梗死介入性再灌注治疗中,血栓抽吸导管的应用具有重要意义。

急诊介入治疗为何要用主动脉内球囊反搏

主动脉内球囊反搏(IABP)是由固定在导管的圆柱形气囊构成,将其安放在胸主动脉部位。导管近端位于左锁骨下动脉末梢,远端位于肾动脉。当心脏舒张时气囊充气,心脏收缩时气囊放气。由此产生双重血液动力学效应:心脏舒张气囊充气使血流向前,提高舒张压和冠状动脉的灌注。气囊在心脏收缩之前放气降低收缩压(心脏后负荷)从而改善了左室射血。

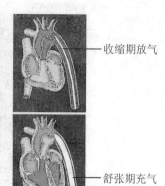

球囊位置

收缩期放气

穿刺部位

舒张期充气

IABP 植入位置和工作原理

主动脉球囊反搏（IABP）可以应用于不同的情况，它通过增加冠状动脉的灌注和降低心室后负荷来改善病人的血液动力学情况。这些因素改善心脏功能以及心肌氧的供需比，它的作用比较温和，一般心输出量增加不超过20％。

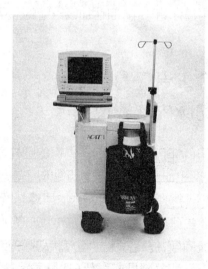

IABP 体外主机

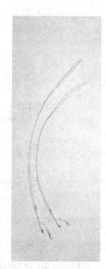

球囊导管

以下 3 种情况是主动脉球囊反搏（IABP）适应证：a. 治疗急性心肌缺血。b. 术后心源性休克。c. 心脏移植前过渡。由于主动脉球囊反搏改善心肌氧的供需比，适于治疗急性心肌缺血和急性心肌梗死引起机械性并发症，如：室间隔破裂和乳头肌功能失调。在危重情况下，主动脉球囊反搏在心脏手术之前可稳定病人的血液动力学状态以及降低手术的病死率。主动脉球囊反搏对术后心源性休克的治疗效果已得到了广泛的肯定。因此，主动脉内球囊反搏的应用能在围手术期很好地稳定病人病情，为医生能够从容对策处理病变创造条件，有效降低围手术期心力衰竭、心源性休克及死亡等严重并发症的风险，为一些高危病变如左主干病变、三支血管病变提供治疗的可能，并有利于病人在术后平稳地度过危险期。

心脏搭过桥的病人发生心肌梗死时能够做介入治疗吗

心脏搭桥术后大约有 4%~8% 的病人发生心肌缺血，缺血的原因为自体冠状动脉病变进展和（或）旁路移植血管狭窄、堵塞。至术后 10 年时，50% 的静脉旁路移植血管闭塞，剩下的 50% 也有一半有病变。因此，搭桥术后随着时间的延长需要血管重建的机会增大。再次进行搭桥手术的病死率会明显增加，而且缓解心绞痛的效果、移植血管的寿命均不如第一次手术。此外，需要再次手术病人的年龄较大，左心功能较差，其他全身疾病，如脑血管病、肾功能不全或肺功能不全等，介入治疗成为医生和病人更为理想的选择。

什么是冠状动脉内超声检查

冠状动脉内超声检查（IVUS）是将微型超声波探头通过心导管的技术放置到冠状动脉血管腔内,可提供清晰的血管横截面图像,显示管腔的形态、病变斑块的大小、性质如有无钙化、破裂等,能准确测量病变的狭窄程度。IVUS被广泛用于:a.血管造影不能明确诊断的病例。b.指导治疗方法的选择。c.评价介入或药物治疗的疗效。d.远期随访性研究等。

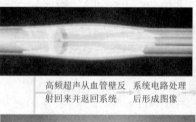
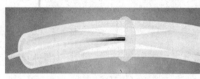
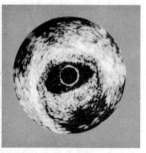

高频超声从血管壁反　系统电路处理
射回来并返回系统　　后形成图像

IVUS 成像原理

长期以来,选择性冠状动脉造影是诊断冠心病的金标准,是进行冠状动脉介入术的主要指导和评价手段。然而血管造影受到几种因素所限制,造影剂随血流充盈于冠状动脉管腔之中,X线显像只能明确管腔的狭窄情况,从而仅能够对血管腔作出描述,不能观察到血管壁的结构、支架内最小直径、支架内最小横截面积和斑块负荷等情况。粥样斑块和病变血管壁在充满造影剂的管腔内仅能显示为充盈缺损,据此来判断斑块及管壁的情况。因此,冠状动脉造影只能提供血管腔长轴的二维图像,而无法判断管壁的厚度、斑块的性质和大小,特别是支架释放后膨胀程度、支架小梁是否完全贴壁以及支架对称程度的改善等就更难判断准确。IVUS 指导下进行支架置入术是近年来研究的热点。冠状动脉内超声检查显像可弥补 X 线血管造影所固有的缺陷。冠状动脉内超声检查能得到整段血管的切面像,不仅可显示其管腔,还可显示其管壁的结构、厚度和形态等,甚至还可以辨认钙化、纤维化和脂质池。在冠状动脉内超声检查指导下置入支架,可以更加安全地增加扩张压力或者球囊的直径,甚至是高压扩张术,获得更大的支架内面积和直径,比单纯的造影指导支架置入能明显减少再狭窄的发生。

X线投照角度对病变判断的影响

偏心病变

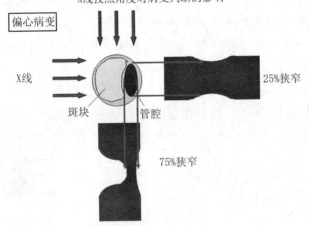

X线

斑块　　管腔

25%狭窄

75%狭窄

冠状动脉造影对偏心病变存在误判可能

急诊冠状动脉内支架置入术已经成为急性心肌梗死的首选治疗手段,能够降低心肌梗死后的主要复合事件。但病人往往病情危重,任何有创性检查与治疗危险性大,必须把握好适应证和禁忌证。因此,并不是所有的急诊病人都适合冠状动脉内超声检查的,对于年龄大于 80 岁,心功能Ⅳ级，合并有陈旧性心肌梗死、肝肾功能异常、瓣膜性心脏病、先天性心脏病、恶梗死性心律异常和心肌病等病人不适合冠状动脉内超声检查。而且，冠状动脉内超声检查可能延长手术的时间或者引起冠状动脉的痉挛或闭塞，在某些病情不稳定或者危重的情况下，如急性心肌梗死合并心源性休克、恶性心律失常和冠状动脉完全闭塞等病变，不适合急诊进行冠状动脉内超声检查和操作。

但是，今年来越来越多的国内外临床实践证明，急诊介入治疗过程中选择性地应用冠状动脉内超声检查是安全可行的。支架置入术后管腔大小的改善（急性获益）与支架再狭窄率的减低密切相关，支架扩张不充分是冠状动脉病变亚急性闭塞的主要预测因素。对于急性心肌梗死的病人来说，支架释放效果不满意，容易导致急性血栓形成、急性冠状动脉闭塞，致使心肌梗死病死率的增加和远期支架再狭窄的发生。冠状动脉内超声检查可以指导和评价急诊冠状动脉内支架置入术，精确评价靶血管情况、支架展开的形态、支架覆盖面积等情况，保证支架能够充分而不过度的扩张，减少并发症的发生，降低心肌梗死后

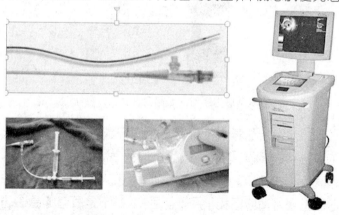

冠状动脉内超声成像系统主要组件

的主要复合事件。虽然增加了单次手术的费用，但是应用冠状动脉内超声检查指导的支架置入术，在有经验的导管中心开展，并不会明显地增加手术操作的时间、曝光时间、造影剂的用量和额外的抢救设备，而且住院期间的主要心血管事件和 6 个月的靶血管病变重建率较单纯的冠状动脉造影指导支架置入术明显降低。

更重要的是，冠状动脉内超声检查在指导急诊支架置入术中，可以指导改善支架置入后对病变的覆盖率、支架小梁的贴壁和增加血管腔的急性获益，从而降低再狭窄率和再次血管形成率，改善治疗效果和降低再住院率，从长远的治疗获益来说冠状动脉内超声检查并没有增加病人的医疗费用。另外，在操作过程中冠状动脉内超声检查探头对病变有一定的挤压作用（Dotter 效应），所以部分病变，可以在基础的冠状动脉内超声检查后进行直接的支架术，节约了一个球囊，从而节省了部分的介入手术费用。因此，冠状动脉内超声检查指导下的急诊介入治疗有可能节约病人和社会整体医疗费用的负担。

急诊介入时为何需用临时起搏器

正常的心脏跳动节律有赖于良好的神经传导束系统和健康的心肌功能。在急性心肌梗死时，由于冠状动脉特定阶段的狭窄和闭塞，是传导系统和心肌活动得不到必要的血液供应，而出现其功能上的障碍，表现为心脏电活动极其不稳定，出现各种恶性、缓慢性心律失常，并可能进一步发展为循环崩溃，危及生命，也会给其他重要脏器，比如脑、肾脏等带来不可逆的严重损害。鉴于过度缓慢的心跳往往给抢救病人带来非常棘手的问题,因此,在出现以下情况时,医生在做介入手术时会给病人植入临时起搏器:a.心脏停搏。b.有症状的心动过缓:窦缓伴低血压、二度Ⅰ型房室传导阻滞伴低血压、对阿托品治疗无反应。c.双束支传导阻滞。d.二度Ⅱ型房室传导阻滞。e.新出现的双束支传导阻滞伴一度房室传导阻滞。临时起搏的植入,大大提高了医生介入手术时的安全性,减少致命性并发症的发生,也为病人术后的恢复提供了可靠保证。

临时起搏器一般是穿刺右侧股静脉,经腔静脉系统,将临时起搏电极放置在右心室心尖部,连接临时起搏器并测试起搏有效后操作即完成。一般若病人手术过程顺利,术后自身心跳恢复良好的,可在导管室撤出临时起搏装置。若术后自身心跳尚未稳定需进一步观察的病人,医生会将临时起搏器和电极的游离端固定在病人下肢上,带回病房,等病情稳定后在床边拔出,临时起搏一旦拔出后体内不会有任何的遗留物和损伤。当然,少数病人,因心脏传导系统不可逆损伤,无法恢复正常的窦性心律,需将临时起搏保留至植入永久心脏起搏器之时。

急诊冠状动脉造影后为何有些病人没有被植入支架

为了保证介入血管的持续开通,减少因急性动脉夹层血栓等导致死亡、急诊外科搭桥手术等严重并发症,绝大多数接受急诊冠状动脉手术的病人都会被植入支架,但在临床上,确实存在一些特殊心肌梗死病人不需要在急诊手术时植入冠状动脉支架,主要包括:

① 冠状动脉痉挛:严重的冠状动脉痉挛会导致管腔明

显狭窄甚至闭塞,引发急性心肌缺血,表现为急性心肌梗死的特点,虽然目前国际上对冠状动脉痉挛导致心肌梗死的治疗没有统一的认识,但绝大多数专家倾向,仅在病情严重,反复发生并且明确冠状动脉某一固定的节段与发作相关的前提下,才考虑在病变处植入支架,否则以冠状动脉内和全身的解痉、抗血栓等药物治疗结合生活方式干预性治疗为首选,盲目地植入支架只会带来适得其反的效果。

硝酸甘油注射前　　　　　　　硝酸甘油注射后

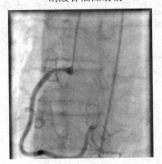 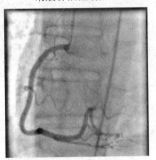

冠状动脉痉挛

② 心尖部球囊扩张综合征:该病的发病机制与冠心病斑块破裂,血栓堵塞血管引起的急性心肌梗死不同,它是因应激引起的可逆性左心室功能失调。但其在一些临床表现、心电图变化方面与急性心肌梗死酷似,也可伴有血清心肌损伤标志物的升高,这样的病人往往也会被送入导管室,但冠状动脉造影发现这样的病人没有明显的冠状动脉狭窄和血流限制性的疾病,相反,左心室造影或心动超声可提示左心室收缩末期心尖部呈球囊扩张,导致心输出量下降。

因此,这类病人治疗时,不需要在冠状动脉内放支架,而是要去除应激诱因,适度药物治疗心衰,往往在一段时期的治疗后病情即可缓解,影像学上的异常也能消失。

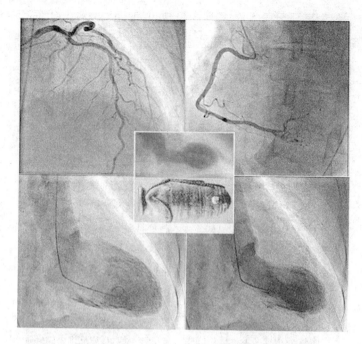

心尖部球囊扩张综合征的冠状动脉造影和左室造影

③ 对于一些冠状动脉内血栓负荷特别重,而病变固定狭窄比较轻的急性心肌梗死病人,有的医生会在急性期积极的去除血栓,同时局部和全身强化抗血小板和抗凝治疗,只要病人术中病变血管远端的血流情况能够接受,就不一定急于放置支架,可待病情稳定后,复查冠状动脉造影后,再决定是否需要支架治疗,如果在急性期盲目的植入支架,尤其是药物支架,效果往往适得其反。

④ 有些成人冠状动脉自发夹层的急性心肌梗死病人,急诊造影后也可在血管开通的前提下暂不植入支架,积极抗血栓治疗1周左右后复查冠状动脉造影,有的病人如果夹层愈合了,也就能免于植入支架,后续的治疗也会简单许多。

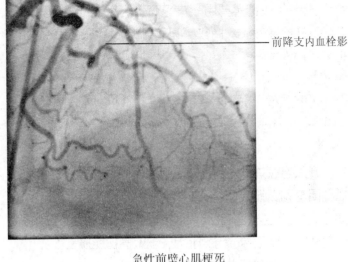

前降支内血栓影

急性前壁心肌梗死

⑤ 一些弥散多支病变，左主干远端前三叉病变等预期介入效果不理想的病人，医生会不选择支架治疗，转而建议病人进行保守治疗或外科搭桥手术。

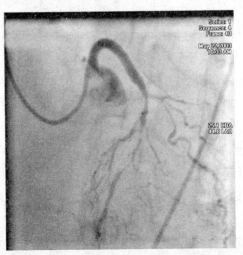

左主干前三叉病变及左冠状动脉弥散病变

总而言之,急性心肌梗死的介入治疗,植入支架并不是最终的目的,关键是要用最快速有效的方法开通闭塞的血管,保持血流的通畅,挽救濒临死亡的心肌细胞,并尽可能地减轻病人术后的负担。

急诊介入治疗中
会有哪些并发症

介入治疗并发症包括:a.冠状动脉损伤:导致冠状动脉急性闭塞和濒临闭塞,出现慢血流和无再流现象。b.穿刺血管损伤:产生出血、血肿夹层、血栓形成和栓塞等并发症。c.非血管并发症:如造影剂引起的心、肾功能损害等。

1. 冠状动脉损伤并发症

① 死亡、心肌梗死和急诊外科搭桥手术是冠心病介入治疗最严重的并发症,是冠状动脉损伤导致急性闭塞或濒临闭塞的结果。由于支架的广泛应用,其发生率已分别降至小于1%、1%~2%和1%~2%。冠状动脉一旦急性闭塞或濒临闭塞将产生严重心肌缺血,表现为剧烈胸痛,心电图示 ST 段抬高或压低、房室传导阻滞或室性心律失常(包括频发室性早搏、室性心动过速),甚至出现心室颤动;严重时(如左心功能低下或冠状动脉近端闭塞、大面积心肌缺血)立即出现血压降低、心率减慢、心室停搏即心血管崩溃而死亡。冠状动脉急性闭塞的治疗关键是迅速使闭塞的冠状动脉恢复血流。应首先在冠状动脉内注射硝酸甘油除外冠状动脉痉挛。若为冠状动脉夹层,应紧急置入支架;若为支架近、远端夹层,应置入新支架覆盖夹层部位。由冠状动脉血栓形成或栓塞引起的急性闭塞,通常可通过球囊扩张使之再通。这类病人若不能在短时间内恢复冠状动脉血流,需

在主动脉内球囊反搏和升压药的支持下行急诊外科搭桥手术,否则将导致心肌梗死或死亡。

② 冠状动脉穿孔和心包填塞:发生率约为1%,若诊断和处理不及时,可危及病人生命。冠状动脉穿孔常发生于小分支和末梢血管,其原因多数是钢丝(特别是亲水涂层和中等硬度以上的钢丝)直接穿出,或球囊在闭塞病变的假腔内或桥状侧支内扩张,或斑块消蚀器械过硬、血管相对小而弯曲直接损伤的结果。冠状动脉穿孔可产生心包填塞,应先用球囊在血管穿孔近端长时间扩张,封堵住破口,阻止血液漏入心包,再通过静脉注射鱼精蛋白中和肝素的抗凝作用,这对小穿孔往往能奏效;若无效可置入带膜支架(在大血管内)覆盖破口或用缠绕塞栓堵出血口(小血管和末梢)。若出现心包填塞则在维持血液动力学稳定(扩容并应用升压药如多巴胺)的情况下立即行心包穿刺引流或外科心包切开引流术。

③ 无再流现象:无再流现象是指介入后冠状动脉原狭窄病变处无夹层、血栓、痉挛和明显的残余狭窄,但有血流明显减慢的现象;临床表现与冠状动脉急性闭塞相同。发生无再流现象时病死率增高10倍。治疗措施:a.冠状动脉内给予硝酸甘油和钙拮抗剂[维拉帕米(异搏定)或地尔硫䓬]。b.循环支持(包括多巴胺升压、主动脉内球囊反搏),维持血液动力学稳定。c.若为气栓可通过引导导管加压注入动脉血,清除微循环内气栓子。

④ 分支闭塞:分支闭塞较常见。小分支闭塞可无缺血症状,大分支闭塞则可引起严重的后果,如心肌梗死、急诊搭桥或死亡。分支闭塞应以预防为主,分支一旦闭塞,应再进行扩张。分支病变处置支架因技术复杂、易损伤冠状动脉主支和再狭窄率很高,已很少使用。

2. 穿刺血管损伤并发症

主要是因穿刺血管（包括动、静脉）损伤或局部压迫止血不当产生的夹层、血栓形成、栓塞、出血、血肿、假性动脉瘤和动、静脉瘘等并发症，可引起严重后果。穿刺动脉血栓形成可致动脉闭塞，产生肢体缺血坏死，需立即行外科手术修补或取栓；穿刺静脉血栓形成或栓塞可引起致命性肺栓塞，应给予抗凝或溶栓治疗；穿刺部位出血、巨大血肿应及时发现和处理，包括输血和压迫止血，必要时行外科修补止血。经腹动脉穿刺途径者应警惕并及时发现腹膜后出血和血肿，其主要表现有低血压或休克，背部或下腹部剧烈疼痛，腹股沟上部肌张力增高、压痛，血球压积降低5%以上。腹部超声或CT可确诊腹膜后血肿。80%的腹膜后血肿可经输血等保守治疗而好转，不需手术处理。应当注意及时发现穿刺局部的假性动脉瘤和动静脉瘘。假性动脉瘤经局部加压多可治愈，压迫不愈合者应外科手术修补；动静脉瘘分流量较大者也应手术修补。

3. 非血管并发症

它是指与血管损伤无关的全身并发症，包括低血压、脑卒中、心功能损害和造影剂肾病。介入治疗（PCI）术后低血压很常见，主要是低血容量、血管扩张和严重并发症的结果，最常见的原因有血容量不足、失血、血管神经性迷走反射和血管扩张剂（如硝酸甘油）过量等，少见的原因有PCI后冠状动脉急性闭塞、冠状动脉破裂穿孔致心包填塞、急性肺栓塞和严重的过敏反应，应及早做出诊断和治疗。治疗原则为扩容（生理盐水或糖盐水）、使用血管活性药物和对因处理。

脑卒中包括血栓栓塞和脑出血。栓子可来自冠状动脉近端血栓病变或颈动脉、升主动脉和头臂动脉损伤及介入器械形成的血栓，也可是进入引导导管的气栓。故术中应适度抗凝，操作轻柔和规范。对高血压病人应有效控制高血压。

在左心室功能低下或心力衰竭病人的介入治疗操作过程中可出现心功能恶化，诱发急性肺水肿，应重点予以预防。术前应纠正心力衰竭，术中和术后控制输液量，并酌情给予利尿剂。肾功能损害或造影剂肾病是指在 PCI 后出现的急性肾功能不全，血肌酐大于 176.8 微摩/升或比术前基础值升高大于 50％或需要血液透析，在原有肾功能受损和糖尿病肾病的病人多见，是介入术后较为常见的、潜在的严重并发症。一般均表现为暂时性血肌酐升高，但尿量不少；少数病人也可发展到少尿性肾功能衰竭伴氮质血症，需要行血液透析治疗。造成肾功能衰竭的原因包括原有肾功能受损、糖尿病肾病、低血容量和左心功能低下及造影剂用量过大。肾功能损害的治疗除针对病因外，药物治疗以扩容、利尿为主，还可给予低剂量多巴胺扩张肾血管、增加肾血流。

经医生治疗后病人
应怎样
进行康复

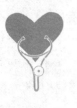

姓名 Name _____ 性别 Sex _____ 年龄 Age _____

住址 Address _____

电话 Tel _____

住院号 Hospitalization Number _____

X 线号 X-ray Number _____

CT 或 MRI 号 CT or MRI Number _____

药物过敏史 History of Drug Allergy _____

心肌梗死病人日常生活中
应注意些什么

① 清淡低盐饮食,避免过饱,并定期接受体格检查。

② 避免多度劳累,如搬过重的物品,长时间工作、娱乐等。

③ 生活起居有规律,避免熬夜。

④ 不要在饱餐或饥饿的情况下洗澡,洗澡水温最好与体温相当,水温太高可使皮肤血管明显扩张,大量血流向体表,可能造成心、脑缺血。洗澡时间不宜过长,冠心病较严重的病人应在他人帮助下进行洗澡。

⑤ 注意气候变化持续低温、大风、阴雨是急性心肌梗死的诱因之一。所以每遇气候恶劣时,冠心病病人要注意保暖,或适当加服扩冠状动脉药物进行保护。

心肌梗死在家中
应怎样急救

很多心肌梗死的病人发病都是在家中或夜晚时发生,所以及时的家庭抢救非常重要,在 120 救护车到达之前,我们可以做以下的急救措施:

立即让病人平卧,必要时可以就地躺下。同时对病人进行一般检查,如查看血压,脉搏,有无大汗淋漓等情况,如发现已经无脉搏,心率,立即进行胸外持续按摩,位置为胸骨中下 1/3,每分钟 100 次,并口对口人工呼吸,同时立即拨打 120 急救电话。

病人如有明显胸闷,胸痛情况,立即给予舌下含服硝酸甘油等急救用药。一般可以在 10 分钟后再含服第 2 粒。如家中有条件,可给予立即吸氧。一般不要对病人进行不必要的搬动。

进行病人的心理安抚,让病人保持平静状态,尽量不要让病人一个人独处,等待急救医生的到来。

心肌梗死病人在急性期
应注意些什么

急性心肌梗死的病人应置于心血管监护室内给予床边心电,呼吸,血压的监测,尤其是在前24小时内必须连续监测,病人保持安静,应得到充分的休息。一般急性心肌梗死的病人完全卧床休息3~7天,一切日常活动由护理人员帮助解决,保持大便通畅,大小便不能屏,还应避免自行去厕所,避免不必要的翻动,并限制探视,防止病人情绪激动。从第2周开始,非低血压病人可在床上做四肢活动,防止长期卧床造成下肢血栓形成。两周后病人可坐起,病情稳定者可逐步离床,在室内缓步走动,而那些有并发症的病人,如并发心功能不全,心源性低血压休克,有严重心律失常者,需适当延长卧床休息时间。

心肌梗死病人在住院期
应注意些什么

心肌梗死病人住院期间一般住在 CCU 病房(心血管重症监护室),所以入院后需严格遵从医嘱,按时服药;谢绝探视,静卧休息,停止不必要的活动,保证充足的睡眠;调节情绪,有乐观的心情来配合治疗;进食清淡,最好是软食,有心功能不全或高血压病人,减少钠(盐分)的摄入;有便秘的病人服用通便药物,减轻心脏负担;如发生心功能不全,可抬高卧位,两脚下垂,减少回心血量;有不适感觉立即通知医务人员,以便及时处理。避免所有诱发因素,如紧张,劳累,情绪激动,便秘,感染等。

心肌梗死病人的饮食应注意些什么

一般心肌梗死后病人第 1 周应给予半量清淡流质或半流质饮食,伴有心功能不全的病人还要适当限制钠盐的摄入,以免造成水钠潴留加重心功能不全。饮食应给予高维生素,低热量,低动物脂肪,低胆固醇,适量蛋白质,易消化的清淡饮食为主,多食用鱼,蔬菜,瘦肉,豆制品等,少量多餐,不要暴饮暴食,避免过饱及刺激性食物与饮料,禁烟酒,多吃蔬菜水果。在食物中,水溶性的食物纤维有助于降低胆固醇,豆类、糙米和燕麦麸中含这类纤维较多。食物中粗纤维较多有利于通便,所以多食粗纤维的蔬菜对心肌梗死病人也是有益的帮助。刺激性的食物,如酒、咖啡、烟、可乐等应当避免。血糖的升高对血管壁影响较大,应减少高糖食物的摄入。红肉中(如猪肉,牛肉)胆固醇含量较高也应适当控制。微量元素中镁有降低胆固醇的作用,可作为一种补充,海产品中的鱼、虾、海带和紫菜中含量较高,绿叶蔬菜中也有较丰富的镁。食用油应以豆油、花生油、玉米油、菜籽油作为烹饪油,因为植物油中含不饱和脂肪酸,不含胆固醇,少吃动物内脏及动物油,有助于疾病的治疗。

心肌梗死药物治疗
有哪些原则

心肌梗死的药物治疗首先是治疗高血压,高血脂,糖尿病等冠心病的诱发疾病,控制好血压,血糖和血脂。血压应控制在 17.3/10.8 千帕(130/80 毫米汞柱)左右,血脂特别是低密度脂蛋白(LDL)应控制在 1.8~2.1 毫摩/升以下,血糖空腹应在 6.1 毫摩/升以下,餐后两小时血糖应在 7.8 毫摩/升以下。其次是冠心病二级预防用药,服药的原则是按医嘱坚持按时服药,不自作主张擅自减药或停药,随身常备硝酸甘油,保心丸等扩张冠状动脉缓解心绞痛的药物,在发生胸闷,胸痛等情况时舌下含服,并立即就医。定期门诊随访配药。

心肌梗死病人为何要
药物维持终身治疗

主要为抗血小板药物,他汀类调脂药物,β－受体阻滞剂,血管紧张素转换酶抑制剂(ACEI)或血管紧张素受体拮抗剂(ARB),其中抗血小板药物阿司匹林已经作为心肌梗死一级、二级预防药物,每天 75~100 毫克,除非出现严重的消化道出血,血小板减少等严重的不良反应而停用,原则上终身服用。他汀类药物主要是指抑制胆固醇合成,明显降低低密度脂蛋白(LDL)的药物,主要有瑞舒伐他汀,阿托伐他汀,普伐他汀,辛伐他汀等,不同的他汀降脂效果及不良反应的大小也不同,应在医生指导下选择一种适合的他汀长期服用,即使血脂达标也不应停用他汀类药物,因为他汀类药物在治疗冠心病方面有降脂作用以外独特的抗炎,稳定粥样斑块,抗动脉粥样硬化的作用。在最初服用他汀的一个月后复查肝功能,即使出现转氨酶的轻度升高也不要紧张,自行轻易停药,一般转氨酶升高3倍以上才是停药的指征。出现了转氨酶升高,可换用对肝脏不良反应小的他汀药物,如瑞舒伐他汀,普伐他汀,并可适当加用保肝药,如易善复,2周至1月后再次复查肝功能。β-受体阻滞剂是美托洛尔(倍他洛克),比索洛尔(康忻),卡维地洛(金络),阿替洛尔(阿尔马尔)等药物,在服用这一类药物推荐使用高选择性β-受体阻滞剂,减少诱发哮喘,气道痉挛,对糖脂代谢影响等不良反应,上述药物的选择性均较高,均可选用。病人在服用β-受体阻滞剂期间,自行监测心率的情况,避免擅自加量,一旦出现服药期间心率过慢,如低于50次/分,应立即就医调整剂量,避免突然停药引起的不良反应。β-受体阻滞剂服用的剂量应使静息心率控制在55~70次/分左右,活动后心率90次/分左右。血管紧张素转换酶抑制剂(ACEI)或血管紧张素受体拮抗剂(ARB)也是心肌梗死病人的重要药物治疗,这两类药物可以防止心室的重构,特别是对于心肌梗死后并发心功能不全的病人尤为重要。ACEI最大的不良反应是干咳,对不能耐受的病人可以换用ARB,服药过程中监测血压,因为这两类也是降压药物,若出现严重的低血压,血压小于12.0/8.0千帕(90/60毫米汞柱),需减量甚至停用。合并有肾功能不全的病人在服用ACEI和ARB期间还需随访肾功能和电解质的变化,出现明显肾功能的恶化及高血钾需停用。

心肌梗死病人出院后 家庭应怎样保健

心理保健:心肌梗死病人出院后的家庭心理保健非常重

要,因为病人一般对疾病有两种态度:一种是害怕,什么事情都不敢做,不敢动,心理恐惧非常明显;一种是反而什么都无所谓了,吃的多,烟酒不忌,拼命玩。这两种心态都不好。作为家属要对病人进行更多的关心,让他们能够配合医院的治疗,循序渐进的活动、工作,让病人能够改变不良生活习惯,做好定期复查、复诊的工作。同时心肌梗死后的病人要注意情绪的控制,有资料表明心肌梗死后再发的病人最主要的诱因为精神紧张,情绪激动,占到43.8%。因为情绪起伏波动能增加人体神经系统的兴奋性,导致心跳加快血压升高,心肌和耗氧量加大,从而加重心脏的负担。同时情绪激动常伴有儿茶酚胺升高,增加血液中血小板的聚集而更易凝集成血栓。这两种变化,均易导致心肌缺血而再发心肌梗死,所以无论碰到什么事情都要保持心态平衡,保持稳定的情绪,觉以待人。遇到不顺心的事,不要过分急躁,遇到高兴的事不要过度兴奋。乐观豁达是护理的催化剂,忧心忡忡可加重心脏负担,再次诱发心肌梗死。生活保健:首先心肌梗死病人需遵从医嘱,坚持服用冠心病治疗的各类药物,如有调整的必要,也需听从医生的意见,不能擅自减药甚至停药。心肌梗死后的病人生活首先要做到规律,劳逸结合,一定要保证充分的睡眠,失眠会加重心脏的负担,且能导致胆固醇的升高,诱发心肌梗死的复发,经常失眠者应当服用安眠药,但要防止形成习惯性和依赖性。其次还要保持大便通畅,防止便秘,解大便最好采用坐式便筒,因为便秘再加上蹲式解大便能使血压升高,加重心脏负担而突然发生意外。饮食上不宜吃得过饱,因为吃得过饱时,由于胃部膨胀易发生冠状动脉反射性痉挛收缩而诱发心绞痛。另外,过饱进餐后血液中的糖脂肪含量增高,血液黏稠度增加,易诱发冠状动脉阻塞等病理变化。在心肌梗死再发的诱因中,进食过饱占13.8%。

汤水也要适当限制,以免增加心脏负担,不利于心功能的恢复。且汤水中一般嘌呤含量高,引起高尿酸,加重冠状动脉的硬化。再次,适当锻炼,运动量逐步增加,不参加剧烈、长时间的运动,以不劳累为原则,比如可进行散步或快步走,没必要强调心率血压达到过高的标准,因为心肌梗死后心功能的恢复需要一个过程,运动量太大心脏会扩大,所以运动量不要太大。心肌梗死后的病人还要注意气候变化,一般在寒冷季节,冠状血管容易痉挛并继发血栓导致急性心肌缺血甚至再次心肌梗死,故低温,阴雨,大风等天气是急性心肌梗死高发季节,也是诱发因素,所以心肌梗死后病人要注意保暖,预防感冒发生,使可适当加用扩冠药物进行保护。在寒冷的季节,早晨不宜外出锻炼。

心肌梗死后能参加体育锻炼吗

一般心肌梗死后无并发症(如心力衰竭、不稳定性心绞痛、心律失常频发),病人在病后2~3个月后还是可以进行适当的体育锻炼的。运动可以使病人心绪稳定,增加冠状动脉血管的血流,降低血液黏滞度,对心肌梗死病人是个有益的帮助。运动一般以步行为主,也可以慢跑、打太极拳、做操、骑自行车等,最好是进行可以长期坚持的运动,可以在家中运动,也可以去社区医院进行。每周可有3次认真的体育锻炼,每次运动10分钟左右,循序渐进,逐渐增加到20~30分钟/次,不宜超过50分钟,运动到出汗为宜,如有条件可前往医院做运动平板试验,做运动耐力评价,按医生所开运动处方进行运动,一般以心脏最大耐受量75%为宜。锻炼时要有人陪伴,不能在饱餐后进行,天气变化明显时不宜运动。运动开始时要先活动一下身体，如举臂，伸腿等。锻炼结束时要做一些放松活动，更不应锻炼后马上上床休息，否则容易引起头晕，对心脏不利。一般运动后不要马上进行洗澡，休息15分钟左右洗温水浴，时间不要太长，不宜超过20分钟。运动锻炼不要过度，过度会导致血压急剧上升，使左心室过度疲劳，和促使发生心力衰竭。运动量一般可视年龄和健康状况而定。如果是心肺功能正常的人，可根据锻炼后的最高心率限度来定。具体计算方法：从220 - 年龄数，再乘以0.75。例如你今年60岁，（220 - 60）×0.75，为120次/分，超过120次/分会产生不利影响，运动过程中还应注意劳逸结合，锻炼过程中应注意观察是否有胸痛，心悸，呼吸困难，脉搏过快，甚至血压，心律的改变，一旦出现应停止活动并及时去医院就医。

心肌梗死病人沐浴时应注意些什么

心肌梗死后病人不要在饱餐和饥饿情况下洗澡，水温最好与体温相当，水温太高可使皮肤血管明显扩张，大量血液流向体表，可造成心脑缺血。洗澡的时间不宜过长，因为洗澡间一般闷热且不通风，在这样的环境中人的代谢水平较高，极易缺氧疲劳。老年心肌梗死后的病人更是如此，所以冠心病严重的老年心肌梗死后的病人应在他人帮助下洗澡。

心肌梗死病人需进行哪些心理护理

惊恐：当病人得知自己心肌梗死疾病时，多有惊恐的反应,害怕,烦躁,这容易增加病人的心肌耗氧,加重疾病。所以,我们应该首先安慰病人,心肌梗死并非不治之症,经过手术治疗,药物治疗是能够控制的,让病人有信心面对疾病。然后适当介绍一些治愈的病例给他(她)听,让其能够知道一些治疗方面的常识,以配合医生做进一步的治疗。我们应该对病人进行开导,并注意其情绪的变化,如有一定的异常行为,应及时通知医生,进行药物治疗改善情绪。

抑郁焦虑:病人抑郁焦虑多是担心疾病的预后,对病后能否正常生活工作失去信心,或对医院内绝对卧床等治疗不能适应产生。我们应仍以耐心解释,安慰为主,让病人逐步适应心血管重症监护室(CCU)内的治疗环境,说话轻声,让病人对治疗及预后有积极乐观的态度,建立良好的心态对病中及今后的康复都有重要意义,必要时也可以配以药物治疗。

过分自信:有部分病人平素身体无慢性疾病,年龄较轻,在经过积极治疗后症状很快缓解,所以对疾病就过分自信,不遵从医嘱按时用药,随访,依然保持烟酒劳累等不良生活习惯,对治疗不以为然。对于这些病人应该严正指出其错误,并告之其心肌梗死的发生机制、预后情况、各类危险因素对疾病发生发展的作用,使其认清疾病有再发可能,并且会伴发心力衰竭等严重并发症,使病人能正确认识疾病配合治疗。

依赖性强:有些病人对自身的情况过于小心谨慎,不敢下地,康复运动,包括吃饭等日常生活都需要别人进行帮助才能完成。这些病人也需要进行耐心劝告,在疾病的恢复期就可以进行适当康复运动,学会放松疗法,如气功,使病人早日回到正常生活轨迹。

药物:多为控制忧郁、焦虑药物,如安定类、氟哌噻吨、美利曲辛（黛力新）、氟西汀（百优解）等。可在急性期适当运用一段时间，根据病情变化调整用药剂量或停用药物，仅进行心理疏导。

哪些人易患心肌梗死

冠心病是多种危险因素长期综合作用的结果，所以很多有危险因素的人比较容易患心肌梗死。如高血压、糖尿病、高血脂的三高人群是易患的人群，特别是血压、血糖、低密度脂蛋白（LDL）控制较差的病人。此外，高龄、男性、长期吸烟、肥胖、冠心病家族史、不运动、激动愤怒等情绪变化、劳累、持续的紧张、A型性格也是危险因素之一。

怎样预防再次
发生心肌梗死

心肌梗死是严重的心脏疾病，再次发生心肌梗死病死率高，所以我们一定要坚持一下几个方面的治疗：

控制危险因素：积极治疗高血压、糖尿病、高脂血症等基础疾病，戒烟、戒酒，限盐，饮食清淡，肥胖者减重，积极药物治疗（抗血小板药物、他汀类、β–受体阻滞剂，血管紧张素转换酶抑制剂，ACEI）。

合理健康锻炼，循序渐进。

注意心理情绪变化，减轻精神负担。

定期随访：心肌梗死是心肌细胞的坏死，有的坏死面积很大，可以说心脏无论从结构和功能上都发生了很大的变化，心脏从此进入了多事之秋。心肌梗死后的病人面临许多并发症，而且还有许多造成心肌梗死的病理基础和病变，比如动脉硬化，高血压，高血脂，高血糖等，如这些因素都会诱发再心肌梗死的危险。所以，需要定期复查，长期门诊随访，在医生指导下进行药物和运动方案的调整。一般每年随访肝、肾功能、血糖、血脂、凝血功能、心电图、心超，24小时动态心电图，在医生的监护下行运动平板试验，如有条件可以随访冠状动脉造影。如有突发胸闷、胸痛等症状，马上就医或叫120救护车。

年轻人发生心肌梗死有哪些原因

急性心肌梗死的发病率近年来不断上升，以前都认为这个病是老年人的专利，但现在除了老年人以外，年轻人（小于40岁）的发病率也呈上升趋势。综合来看，年轻人发病原因有以下几点：

危险因素联合作用：随着经济条件的好转，人们的饮食日渐丰盛，其中又以荤食居多。目前的年轻人普遍不喜欢进行运动，久坐在电脑前，出行都是以车代步，所以三高的年轻人明显增加。年轻人中吸烟、喝酒的也为数不少，几种危险因素的叠加作用导致心肌梗死发病年龄的前移。

情绪因素：社会的高度发展导致生活工作的压力明显增大，年轻人需要面对更为严峻的就业压力、职业竞争、复杂的人际关系等，由此产生的焦虑、抑郁、孤独、睡眠差以及A型性格等因素也是导致年轻人心肌梗死的原因。

其他因素疾病：如呼吸睡眠暂停综合征，该症会引起夜间低氧血症，血压升高，心率加快等血液动力学改变，因而导致心脏缺血、缺氧。

心肌梗死病人能喝酒吗

不建议心肌梗死的病人喝酒，特别是白酒，因为 7.5% 的乙醇就能刺激心肌的收缩性，使心率加快，心脏耗氧增加。同时乙醇又能引起血管的痉挛，导致心脏缺血的加重，特别是短时期内大量饮酒是心肌梗死的诱发原因之一。另外，心肌梗死病人需终身服用的抗血小板、他汀等药物，大多数都是通过肝脏代谢的，乙醇的分解也是通过肝脏，会极大地加重肝脏负担，易造成肝功能异常。也有一些国外研究表明，每天少量的红葡萄酒对心血管有益，因为红葡萄酒中有降低胆固醇的成分，但这都不是大规模的临床试验所证实，不能作为贪杯者的借口。

心肌梗死病人能喝咖啡吗

咖啡是一种香浓美味，提神醒脑的饮料，很多人有每日饮用的习惯。但咖啡中所含的咖啡因具有使中枢神经兴奋的作用，可视为一种激烈的药物。事实上，咖啡因属于嘌呤类药物，和茶中所含名叫茶叶碱的成分是同类的，可直接对心肌作用，提高收缩率，所以一般都被当作治疗心脏病的急救药。但多饮可能引起心率增快、紧张、发抖等症状，而且会引起胆固醇水平的增高，所以多饮咖啡可能导致心血管疾病发生率的增加。通常药用的咖啡因一次是 200 毫克，一天在 500 毫克以内，而一般的咖啡杯一杯就含有 60 毫克，所以如果一次喝 3 杯或一天喝 8 杯时，则相当于常用的药量。咖啡因作药用的量超出上述的 2.5~3 倍时，就会产生严重的不良反应。所以一般而言，每日饮用不宜超过 5

杯。咖啡饮用过多,引起心肌梗死的可能性会显著地提高。在美国波士顿所作的有关咖啡和心脏病的调查结果显示:和完全不喝咖啡的人比较,一天喝1~5杯咖啡的人患心肌梗死的比例,是不喝者的1.34倍。而且心肌梗死后的病人不宜喝冷的浓咖啡。

吸烟与心肌梗死有何关系

目前,在医学界已经公认吸烟是心肌梗死的一个重要危险因素,吸烟导致心血管疾病的发病率,病死率明显增加。香烟中的尼古丁,又称为烟碱,作用于交感神经系统,刺激肾上腺,引起儿茶酚胺释放增加,会导致心率加快,血压升高,心脏耗氧增加;同时会促进血小板黏附,纤维蛋白原增加,血液黏滞度增高,有利于血栓的形成。尼古丁还刺激心脏的传导系统,导致各类心律失常的发生,并且引起高密度脂蛋白降低,低密度脂蛋白的升高,使冠心病发生率明显增加。尼古丁和烟雾中的一氧化碳还会导致血管痉挛,增加心肌梗死发生率。短期内大量抽烟时心肌梗死发生和复发的高危因素。

肥胖与心肌梗死有何关系

医学上一般以体质指数(BMI),即体重(千克)除以身高(米)的平方值作为诊断肥胖的指标之一。我们一般把BMI大于等于24千克/平方米作为肥胖的指标。肥胖者一般容易引起代谢综合征,血压、血糖、血脂都升高,特别是腹型肥胖的人(一般指男性腰围超过90厘米,女性腰围超过了80厘米者),心血管疾病发生率较普通人高3倍。

心肌梗死后还能进行其他手术吗

心肌梗死后手术要分几种情况。

心内科介入治疗（PCI）手术越早开通血管越好，一般希望在90分钟内达到。心外科搭桥手术，一般心肌梗死后2周即能做。

其他外科手术视病人的基本情况而定，如果情况稳定，一般半年以上才能进行其他外科手术治疗，并且必须有良好的监护条件。

心肌梗死后何时能上班工作

心肌梗死后一般3~4个月就能基本复原，所以建议3个月后即可进行正常工作。但是我们不建议在心肌梗死后进行重体力劳动，脑力劳动的工作强度不宜过大，文体活动时间不宜过长，并且要坚持服用药物，定期去医院随访，如再次发生胸闷、胸痛等症状要立即就医进行诊治。

心肌梗死后需要服用滋补品吗

一般心肌梗死的病人多有高血压、高血脂、糖尿病等疾病，所以不建议应用补品，只需饮食清淡，维生素摄入充足即可。

心肌梗死后能外出旅游吗

一般而言,在心肌梗死无明显并发症,情况稳定3个月后可以进行旅游,但有以下注意点:

① 旅游只限于心功能情况好的人。旅游前去医院进行一下检查,请医生明确目前身体状况,并进行指导。

② 只能做短途旅游,并在途中坚持用药,带好急救药品。不宜做长途旅游,避免过度劳累。

③ 不宜去高原地区旅游,以免缺氧导致病情反复。

④ 要有家属陪伴,不能单独出行,如有不适,立即就医。

⑤ 尽量不要在冬季等严寒季节出行,注意保暖,预防感冒。

⑥ 一般以观光为主,不要进行爬山,游泳等强体力活动或刺激性活动。

⑦ 注意饮食卫生,不要过饥或过饱。

心肌梗死病人
能过性生活吗

心肌梗死病人一般病情稳定后3个月可以进行性生活。在性生活前需检查自己的血压、心率和心功能情况,如上4~5楼无明显不适说明身体情况许可。但一般建议要有过渡期,逐步增加体力活动,能逐步耐受心率110~120次/分的活动。动作不宜过猛,时间不宜过长,避免在饱食、情绪激动等情况下进行。如发生胸闷、胸痛等不适应立即停止。

心肌梗死病人排便
需注意些什么

心肌梗死后排便忌用力。因为用力屏便会导致全身血管收缩，腹内压增高，引起血压升高，心脏排血阻力增大，心肌耗氧增大，冠状动脉内斑块破裂，冠状动脉急性血栓形成，引起心绞痛，心律失常或心肌梗死再发。所以对心肌梗死后排便不畅的病人应鼓励多喝水，多吃蔬菜水果，纤维素摄入应增加，适当运动，保持排便通畅。如果便秘严重可以适当应用通泄药物，缓解症状。

心肌梗死病人为何
切忌饱餐后沐浴

我们曾不止一次地听到和看到，有的心肌梗死病人，由于经不住家人或亲友的"好心"相劝和美味佳肴的诱惑，多吃了几口就再次诱发了心肌梗死甚至死亡。还有的病人饱餐后即去沐浴，结果洗浴不久便倒于浴室，虽经积极抢救也无济于事。这是为什么呢？在正常情况下，胃肠道的血管极其丰富，进食后，因消化与吸收的需要，心输出量增加，血液分布于腹腔血管，故腹腔脏器处于充血状态。急性心肌梗死病人坏死的心肌没有收缩力，心功能很不好，在此基础上如果饱餐，一方面心脏输出量增加可加重心脏负荷；另一方面过饱使胃膨胀，横膈上移，进一步影响心脏功能；同时还可引起胃冠状反射，使冠状动脉收缩，血供减少，心肌进一步缺血、缺氧而加重心肌的功能不全；更有甚者，因饱餐后迷走神经兴奋而致窦房结节律性减低，可引起心跳减慢甚至停搏。基于以上原因,在饱餐后沐浴危险性就更大了。因为入浴后全身小血管扩张,使心脏和脑部更加缺血和缺氧,极易促成猝死。所以,心肌梗死病人不要在饱餐或饥饿的情况下洗澡,水温最好与体温相当,因为水温太高可使皮肤血管明显扩张,大量血液流向体表,可造成心脑缺血。洗澡时间不宜过长,洗澡间一般闷热且不通风,在这样环境中人的代谢水平较高,极易缺氧、疲劳,老年冠心病病人更是如此。冠心病较严重的病人应在他人帮助下进行洗澡。

心肌梗死病人能喝浓茶吗

茶是一类非常好的饮料。而冠心病病人,甚至心肌梗死的病人也可以饮茶,但不宜饮浓茶及冷茶。

因为浓茶中含有大量的茶碱和咖啡因,可以兴奋中枢神经,从而引起心跳加快、心律失常、兴奋不安,使心肌耗氧量增加,容易导致心绞痛发作,出现胸部憋闷、心前区或胸骨后剧烈绞痛等症状,甚至再次诱发急性心肌梗死。而饮冷茶经过咽部时,可刺激迷走神经,引起迷走神经兴奋,导致心跳减慢,诱发或加重心律不齐,对于冠心病伴有心动过缓或房室传导阻滞的病人,危害尤其严重。所以,冠心病病人不宜喝浓茶及冷茶。同理,冠心病病人也不宜喝浓咖啡和冷咖啡。

挂号费丛书·升级版
总 书 目

37. 专家诊治眩晕症 　　　　（神经科）

38. 专家诊治肾脏疾病 　　　　（肾内科）

39. 专家诊治肾衰竭尿毒症 　　（肾内科）

40. 专家诊治贫血 　　　　　　（血液科）

41. 专家诊治类风湿关节炎 　　（风湿科）

42. 专家诊治乙型肝炎 　　　　（传染科）

43. 专家诊治下肢血管病 　　　（外　科）

44. 专家诊治痔疮 　　　　　　（外　科）

45. 专家诊治尿石症 　　　　　（泌尿外科）

46. 专家诊治前列腺疾病 　　　（泌尿外科）

47. 专家诊治乳腺疾病 　　　　（乳腺外科）

48. 专家诊治骨质疏松症 　　　（骨　科）

49. 专家诊治颈肩腰腿痛 　　　（骨　科）

50. 专家诊治颈椎病 　　　　　（骨　科）

51. 专家诊治腰椎间盘突出症 　（骨　科）

52. 专家诊治肩周炎 　　　　　（骨　科）

53. 专家诊治子宫肌瘤 　　　　（妇　科）

54. 专家诊治子宫疾病 　　　　（妇　科）

55. 专家诊治妇科肿瘤 　　　　（妇　科）

56. 专家诊治女性生殖道炎症 　（妇　科）

57. 专家诊治月经失调 　　　　（妇　科）

58. 专家诊治男科疾病 　　　　（男　科）

59. 专家诊治中耳炎 　　　　　（耳鼻喉科）

60. 专家诊治耳鸣耳聋 　　　　（耳鼻喉科）

61. 专家诊治白内障 　　　　　（眼　科）

62. 专家诊治青光眼 　　　　　（眼　科）

63. 专家诊治口腔疾病 　　　　（口腔科）

64. 专家诊治皮肤病 　　　　　（皮肤科）

65. 专家诊治皮肤癣与牛皮癣 　（皮肤科）

66. 专家诊治"青春痘" 　　　　（皮肤科）

67. 专家诊治性病 　　　　　　（皮肤科）

68. 专家诊治抑郁症 　　　　　（心理科）

69. 专家解读化验报告 　　　　（检验科）

70. 专家指导合理用药 　　　　（药剂科）